ESTUDOS SOBRE SUICÍDIO

CONSELHO EDITORIAL
André Costa e Silva
Cecilia Consolo
Dijon de Moraes
Jarbas Vargas Nascimento
Luis Barbosa Cortez
Marco Aurélio Cremasco
Rogerio Lerner

Blucher

ESTUDOS SOBRE SUICÍDIO

Psicanálise e saúde mental

R. M. S. Cassorla

Estudos sobre suicídio: psicanálise e saúde mental
© 2021 R. M. S. Cassorla
Editora Edgard Blücher Ltda.

Publisher Edgard Blücher
Editor Eduardo Blücher
Coordenação editorial Jonatas Eliakim
Produção editorial Luana Negraes
Preparação de texto Ana Maria Fiorini
Diagramação Negrito Produção Editorial
Revisão de texto Bonie Santos
Capa Leandro Cunha
Imagem da capa iStockphoto

Blucher

Rua Pedroso Alvarenga, 1245, 4º andar
04531-934 – São Paulo – SP – Brasil
Tel.: 55 11 3078-5366
contato@blucher.com.br
www.blucher.com.br

Segundo o Novo Acordo Ortográfico, conforme
5. ed. do *Vocabulário Ortográfico da Língua
Portuguesa*, Academia Brasileira de Letras,
março de 2009.

É proibida a reprodução total ou parcial por
quaisquer meios sem autorização escrita da
editora.

Todos os direitos reservados pela Editora Edgard
Blücher Ltda.

Dados Internacionais de Catalogação
na Publicação (CIP)
Angélica Ilacqua CRB-8/7057

Cassorla, Roosevelt Moises Smeke

Estudos sobre suicídio : psicanálise e
saúde mental / R. M. S. Cassorla. – São
Paulo : Blucher, 2021.

192 p.

ISBN 978-65-5506-293-9 (físico)

ISBN 978-65-5506-290-8 (eletrônico)

1. Suicídio – Psicanálise. 2. Suicídio –
Aspectos psicológicos. 3. Suicídio – Estudos
de caso. 4. Adolescência – Suicídio. I. Título

20-4565 CDD 616.89

Índice para catálogo sistemático:
1. Suicídio – Psicanálise

Agradecimentos

À Fundação Rubem Alves por autorizar a reedição do prefácio ao meu livro *Do suicídio: estudos brasileiros*, Campinas, Papirus, 1991.

À *Revista Brasileira de Psicanálise* por autorizar a reedição parcial de meus trabalhos: "A leste do Éden: loucura, feitiço e suicídio", *Revista Brasileira de Psicanálise*, 44(2), 147-157, 2010; e "Em busca do objeto idealizado", *Revista Brasileira de Psicanálise*, 53(4), 49-65, 2019.

Conteúdo

Agradecimentos	5
Prefácio: O morto que canta	9
Apresentação	15

1. Suicídio: introdução a seu estudo — 19
2. Suicídios conscientes e inconscientes — 25
3. Fantasias inconscientes e suicídio — 35
4. A leste do Éden: loucura, feitiço e suicídio — 47
5. Em busca do objeto idealizado — 65
6. Simbiose, adolescência e autodestruição — 85
7. Configurações *borderline* e narcísicas — 95
8. O tempo, a morte e as reações de aniversário — 113
9. Narcisismo e sociedade narcísica: um estudo de caso — 123

8 CONTEÚDO

10. Teorias e motivações dos atos suicidas 139

11. Trabalhando com o paciente potencialmente suicida 155

Referências 177

Prefácio: O morto que canta

Há uma morte que vem de fora e uma morte que cresce por dentro. Cada uma delas produz uma dor diferente.

Nas representações artísticas, como na tela terrível de Brueghel, a primeira é que é representada – como cavaleiro de alfanje na mão. Ela chega sem ser convidada, como intrusa, nas mãos do assassino, no acidente que mata como um raio, na doença que entra e vai tomando conta do corpo, por mais que se tente mandá-la embora... Aparece como uma interrupção. No seu livro *Lições de abismo*, Gustavo Corção lamentava-se de que a vida não fosse como uma sonata de Mozart: curta, não mais que vinte minutos. E, no entanto, nesse curto tempo, tudo o que há para ser dito é dito. Os últimos acordes nada interrompem. Apenas completam. O que se segue, então, é o silêncio da saudade, abençoadamente feliz, pois é o silêncio que vem depois da experiência da beleza. Que pena que a vida não seja assim... Pois o que acontece é que a sonata é abruptamente interrompida pela morte intrusa, um golpe de desarmonia bruta desferido por uma potência sinistra surda à melodia que se queria cantar. E a sonata fica ali, quebrada ao meio, fragmento, caco, incompleta...

A morte do suicida é diferente. Pois ela não é coisa que venha de fora, mas gesto que nasce dentro; o seu cadáver é o seu último acorde, término de uma melodia que vinha sendo preparada no silêncio do seu ser. A primeira morte não foi um gesto; foi um acontecimento de dor. Por isso ela é para ser chorada; não é um texto para ser lido. Mas no corpo do suicida encontra-se uma melodia para ser ouvida. Ele deseja ser ouvido. Para ele valem as palavras de César Vallejo: "su cadáver estaba lleno de mundo". O seu silêncio é um pedido para que ouçamos uma história cujo acorde necessário e final é aquele mesmo, um corpo sem vida.

Dante colocou os suicidas bem no centro do Inferno, por acreditar que o suicídio era uma expressão do supremo pecado da perda de esperança. E até hoje os especialistas nos ritos mortuários não sabem bem o que fazer. Que palavras dizer? É fácil envolver, com uma mortalha de palavras belas, o corpo dos que foram atingidos pela morte vinda de fora. Mas que palavras usar como mortalha para o corpo no qual a morte cresceu por dentro, como sua última palavra? Teriam de ser suas próprias palavras – aquelas palavras silenciosamente suspensas no ar, pois somente elas diriam a verdade. Mas quem suportaria ouvi-las? Não teria sido por isso mesmo que a morte foi escolhida como último gesto? Para dizer da inutilidade da palavra?

Tive vários amigos que se suicidaram. Outros, que não foram amigos, mas por quem tive sincera admiração. Para alguns é possível reconstituir a história. Outros permanecem mergulhados em mistério. O que assusta é pensar que, quem sabe, o desejo de morrer também more, encolhido, dentro da gente. Não tenho medo de andar de avião. Pelo contrário, sinto-me possuído de uma grande tranquilidade ao olhar a terra, lá das alturas. Mas meus sentimentos são diferentes quando me debruço sobre a sacada de um apartamento do 18º andar... Estranho, não? Pois não é muito mais seguro o edifício? Por que o medo? Onde a diferença? Não está na altura; está no fato de que no avião estou protegido contra o meu desejo. Não posso saltar, ainda que queira. Mas, na sacada do edifício, sinto que há apenas o meu desejo a me separar da morte. É muito fácil... Quem já não teve fantasias de suicídio? Eu já. Imagino que se Deus Todo-Poderoso tivesse colocado em nossos corpos um botão mágico que, ao ser tocado, nos fizesse morrer de forma instantânea e indolor, não haveria uma única pessoa viva no mundo. Não é preciso uma grande tragédia para que o desejo de morte apareça. Por vezes aparece como um simples cansaço, um desejo de dormir. Fernando Pessoa falava desse cansaço.

Tenho dó das estrelas

Luzindo há tanto tempo,

Há tanto tempo...

Tenho dó delas...

Não haverá um cansaço

Das coisas,

De todas as coisas,

Como das pernas ou de um braço?

Um cansaço de existir,

De ser,

Só de ser,

O ser triste brilhar ou sorrir...

Não haverá, enfim,

Para as coisas que são,

Não a morte, mas sim

Uma outra espécie de fim,

Ou uma outra grande razão –

Qualquer coisa assim.

Como um perdão?

Falava das coisas – falava de si – falava de mim.

Cansaço de ser...

O assustador é precisamente isto: que esse desejo, não de morte mas de uma outra espécie de fim, more também dentro do meu corpo. Daí o espanto ante o corpo do suicida: estamos tão próximos um do outro...

A morte que vem de fora não precisa ser entendida. Pois ela é potência estranha, silenciosa. Mas o suicida obriga-nos a conversar. É impossível estar diante do seu corpo morto sem ouvir as vozes e as melodias que moram nele.

Milan Kundera faz uma sugestão insólita sobre o suicídio. Transcrevo um pequeno trecho de *A insustentável leveza do ser:*

> *No princípio do pesado livro que Tereza carregava embaixo do braço no dia em que viera para a casa de Tomas, Ana encontrava Vronsky em circunstâncias estranhas. Estão na plataforma de uma estação e alguém acaba de cair sob o trem. No fim do romance é Ana que se atira sob o trem. Essa composição simétrica, onde o*

mesmo motivo aparece no começo e no fim, pode pa-
recer até "romântica". Admito que seja, mas somente
com a condição de que romântico não signifique para
você coisa "inventada", "artificial", "sem semelhança
com a vida". Porque é assim mesmo que é composta
a vida humana. Ela é composta como uma partitura
musical. O ser humano, guiado pelo sentido da bele-
za, transpõe o acontecimento fortuito (uma música de
Beethoven, a morte numa estação) para fazer disso um
tema que, em seguida, fará parte da partitura de sua
vida. Voltará ao tema, repetindo-o, modificando-o, de-
senvolvendo-o, transpondo-o, como faz um compositor
com os temas de sua sonata. Ana poderia ter posto fim
a seus dias de outra maneira. Mas o tema da estação
e da morte, esse tema inesquecível associado ao nas-
cimento do amor, atraiu-a no momento do desespero
por sua sombria beleza. O homem inconscientemente
compõe sua vida segundo as leis da beleza mesmo no
instante de mais profundo desespero.

Essa é uma sugestão que me fascina. Parece-me tão verdadeira. Porque é verdade que o trágico é belo. Não é essa a única razão
por que continuamos a voltar ao trágico, seja Édipo, seja Romeu
e Julieta – porque ali o terrível é transfigurado pela beleza? O suicida é um artista trágico que, por lhe faltarem os recursos para
contar a sua história – "Ah! Se eu pudesse pintá-la, se eu pudesse
gravá-la em mármore, se eu pudesse cantá-la em música, se eu
pudesse escrevê-la, então o mundo me entenderia e me amaria,
pela beleza do meu sofrimento, e essa beleza me salvaria!" –, sim,
por lhe faltarem esses recursos, ele escreve a sua beleza trágica no
seu próprio corpo.

Camus diz que existe uma única questão filosófica digna de consideração: o suicídio. Pois no suicídio está em jogo o sentido da vida. O suicídio é a conclusão existencial de um silogismo filosófico. E por ele o suicida pede àqueles que contemplam que percebam que "su cadáver estaba lleno de mundo". Acho que Dante estava errado. Não é um gesto de desespero. É um último e desesperado gesto, na esperança de que, de alguma forma, o Grande Mistério acolha a beleza trágica que não pôde ser comunicada em vida.

Diante da morte, já não há o que fazer. Só nos resta aceitar o convite: tentar ouvir a beleza trágica como gesto de fraternidade. Afinal de contas, somos todos irmãos, e todos estamos diante do mesmo abismo.

Rubem A. Alves[1]

---

1 Rubem Alves (1933-2014) foi teólogo, educador, psicanalista e escritor. Foi colega de formação em psicanálise do autor deste livro, para quem, gentilmente, escreveu este prefácio, originalmente publicado em *Do suicídio: estudos brasileiros*, Campinas, Papirus, 1991 (2. ed. de 1998).

Apresentação

Esta mesma editora publicou, em 2017, meu livro *Suicídio: fatores inconscientes e aspectos socioculturais: uma introdução*, destinado ao público em geral. A receptividade por parte de profissionais de saúde, de educação e de outras ciências humanas foi surpreendente. Alguns colegas me estimularam a publicar outro texto, que servisse a psiquiatras, psicoterapeutas, psicanalistas e outros profissionais que se valem do conhecimento psicanalítico. Este livro visa corresponder a essa demanda.

A psicanálise envolve variadas visões, práticas e teorizações em constante transformação que partem do tronco freudiano. Fatores históricos, culturais e ideológicos fazem com que determinadas visões sejam mais "populares" em determinados locais. Costuma-se rotulá-las, por exemplo, como teorias das relações objetais, escola francesa, psicanálise relacional, kleinianos contemporâneos, pós-freudianos etc. A psicanálise contemporânea vem recusando classificações estritas, por vezes dogmáticas, em nome de uma fertilização criativa, diferente de um ecletismo estéril.

O psicanalista parte da clínica e, como observador participante, vivencia os fatos que emergem no campo analítico. Sua observação depende de técnicas que envolvem uma teorização subjacente. Durante a sessão, e principalmente depois, o profissional busca compreensão dos fatos por meio de teorizações próprias (implícitas) que, em seguida, podem ser cotejadas com as grandes teorias, de autores consagrados. Neste livro, busco algo parecido: enfatizar a clínica e, quando possível, sugerir sua compreensão a partir de diferentes autores.

Se a complexidade do tema suicídio afasta qualquer possibilidade de compreensão definitiva, a tentativa de nos aproximarmos dele por meio da psicanálise se revelará, evidentemente, parcial e transitória. Fotografar fatos clínicos implica ter consciência de sua transformação constante. O psicanalista e o leitor sabem que os fatos se modificam a cada leitura em decorrência da alteração dos vértices de observação. O modelo da "antena parabólica" (Cassorla, 2017f) pressupõe um profissional capaz de acompanhar, ao mesmo tempo, os diferentes "comprimentos de onda" das emoções que transitam entre os membros da dupla analítica.

Parte considerável das ideias propostas neste livro foi publicada em outros lugares. Os Capítulos 6, 7, 9 e 10 foram escritos especialmente para este livro.[1] Consideramos que cada capítulo é um "estudo", uma abordagem parcial de determinados aspectos. A repetição de certas ideias, inevitável, demanda tolerância do leitor. Elas surgem em contextos diferentes. Esse fato poderá, eventualmente, aumentar sua compreensão.

---

1 Essas ideias podem ser encontradas em Cassorla, 1983, 1985, 1989, 1992b, 1995a, 1995b, 1997a, 1997b, 1998a, 1998c, 1998d, 1999, 2000, 2001, 2004, 2005a, 2005b, 2006, 2007, 2009b, 2010, 2017b, 2017d, 2017e, 2019a; e Cassorla & Smeke, 1985.

Sempre que possível, utilizaram-se vinhetas clínicas. Devem ser consideradas ficções criadas a partir de experiências do autor e de seus colegas e visam manter o sigilo ético. A identificação com situações relatadas por parte do leitor apenas confirmará que estamos frente a fatos humanos.

1. Suicídio: introdução a seu estudo

O ato suicida constitui o evento final de uma complexa rede de fatores que foram interagindo durante a vida do indivíduo, de formas variadas, peculiares e imprevisíveis. Dessa complexidade fazem parte fatores genéticos, biológicos, psicológicos (com ênfase nas primeiras experiências vitais), sociais, históricos e culturais. Por isso, não podemos nos referir a "causas" de determinado suicídio. Aquilo que se apresenta ao observador como motivações do ato são apenas desencadeantes constituídos por fatos que, aparentemente, estimularam o desenlace. Mesmo a visão desses fatos, tomados como elos finais dentro da complexidade suicidógena, pode estar comprometida pela necessidade de encontrar explicações para aquilo que nos é incompreensível.

É impossível cogitar que alguém tire sua própria vida sem que nos desesperemos na busca de explicações. Não suportamos conviver com a impotência e a ignorância, principalmente quando as questões desembocam em dúvidas existenciais como o sentido da vida, nosso papel no Universo e a morte. A busca de explicações se faz dentro de sistemas religiosos, filosóficos, ideológicos, científicos. Ideias reducionistas e crenças podem aliviar-nos provisoriamente da angústia frente ao desconhecido. No entanto, a verdade última sempre nos escapará.

O suicídio, além de mostrar-nos a realidade da morte, nos alerta, de forma cruel, de que potencialmente nós mesmos poderemos procurá-la. E, sem saber, necessariamente, o que nos levaria a isso... O suicídio também nos faz tomar consciência de que podemos escolher a forma e a hora de nossa própria morte. Essa solução é extremamente terrificante, justamente por ser magnífica. Terrível, porque ela pode tomar-nos de assalto, ainda que – em outros momentos – desejássemos lutar para que a vida fosse digna de ser vivida. E magnificamente sedutora, por fazer-nos crer que somos poderosos, donos de nossa própria morte, como se deuses fôssemos.

Pessoas torturadas, por exemplo, podem matar-se para escapar do sofrimento ou mesmo para antecipar a morte inevitável. Esses suicidas se vingam dos torturadores, frustrando-os e, por vezes, levando para o túmulo informações que poderiam comprometer amigos ou ideais.

A hipótese é, no entanto, incompleta, como todas as desta área de estudo. Outras pessoas em situações similares não se matam e podem fazer emergir seu heroísmo (ou não) de outras formas, dependendo de fatores internos e de como a realidade externa é sentida.

Outros suicídios, que poderiam ser considerados heroicos do ponto de vista da sociedade na qual ocorrem, ressaltam a importância de fatores culturais. Por exemplo, existem grupos sociais cujas ideias sobre honra são peculiarmente rígidas, como na tradição japonesa. Esperava-se que alguém se matasse caso tivesse cometido um ato considerado desonroso, por vezes mediante o ritual *harakiri*. O suicida fantasia que, seguindo os cânones culturais, será acolhido pelo grupo ao mesmo tempo que escapa da desonra e do ostracismo. E, eventualmente, pode vingar-se, provocando culpa em possíveis desafetos que o teriam injustiçado. Situações parecidas podem ocorrer em outras culturas, com configurações diferentes ou até opostas, tornando-se também evidentes alguns fatores psicológicos.

Ao considerarmos esses últimos fatores, verifica-se como o mundo interno do futuro suicida parece comandado por fantasias inconscientes torturantes e mortíferas, redundando em exigências, culpas e condenações para muito além do que seu próprio ambiente lhe exigiria.

A importância de fatores culturais é evidente quando verificamos que as taxas de suicídio se mantêm mais ou menos constantes, por muito tempo, em cada comunidade. No mundo ocidental, elas podem ser de cinco a dez vezes maiores em países escandinavos, da Europa Central e da antiga União Soviética que nos mediterrâneos e nos da América Latina. É possível que nestes últimos países existam outros métodos, mais sutis, de deixar-se morrer. No Brasil, suspeitamos que existam muitos "homicídios precipitados pela vítima", como ocorre com nossos jovens carentes que se envolvem com criminalidade e drogas.

A influência do ambiente social foi evidente durante a Guerra das Malvinas, na década de 1980. Jovens argentinos se apresentavam voluntariamente para matar e morrer numa guerra suicida, que apenas visava desviar a atenção da crise moral e econômica do país. Recentemente, uma jovem iraniana pôs fogo às vestes após ter sido presa por tentar, vestida de homem, entrar em um estádio de futebol. No Irã, as mulheres não podem ir a estádios. Medo e vergonha podem estar envolvidos.

Outra situação remete a sociedades em que se endeusam teorias econômicas em detrimento dos seres humanos. Em nome de uma suposta ciência, deixam-se morrer (em outras palavras, matam-se) pessoas que não têm acesso aos direitos básicos da cidadania. Mesmo que não ocorra a morte física, mata-se a dignidade do ser humano. Podemos afirmar que parte da sociedade, ao deixar morrer outra parte, está se suicidando.

Devemos também considerar comportamentos, como os acidentes, o uso de álcool e drogas, além de doenças corporais e mentais, nos quais identificamos componentes suicidas inconscientes. Na anorexia nervosa, a pulsão de morte se manifesta em forma masoquista mortífera (Rosenberg, 1995). A paciente se empolga com a visão de seu corpo vivenciado como "perfeito" quando, na realidade, está se decompondo por falta de alimentos.

Dessa forma, o conceito de suicídio ou autodestruição pode ser ampliado para o corpo, para a mente e para grupos sociais. A desintegração da capacidade de sentir e pensar ocorre em transtornos mentais. A própria sociedade pode estimular situações em que as pessoas seguem, estupidamente, líderes carismáticos ou fanáticos. Não se percebe que, prazerosamente, suicidou-se a capacidade de pensar, de avaliar a realidade.

Próxima à categoria dos suicídios heroicos, temos a dos chamados suicídios altruístas. Aqui encontraremos indivíduos que se matam tendo como desencadeante a defesa de ideais ou de outros seres humanos. É o caso de pessoas que se deixam morrer, em protesto, por meio de greves de fome, ateando fogo a seus corpos (como ocorreu entre os bonzos budistas no Vietnã), explodindo aviões ou carros-bomba em alvos inimigos (como os *kamikazes* e os fundamentalistas islâmicos). Mas aqui também os fatores são complexos. O altruísmo para uns pode ser a desgraça de outros. Os *kamikazes*, os fundamentalistas que matam e se matam em supostas guerras santas, os cruzados cristãos que levaram milhares de crianças para a morte, se veem imortalizados, cultuados como heróis por seu grupo social. Morrem com a certeza de serem recompensados no "outro mundo", onde serão recebidos como seres especiais.

Estamos frente a outra fantasia do suicida: a passagem para um mundo paradisíaco, com todas as necessidades satisfeitas, equivalente à idealização da vida intrauterina e do mitológico retorno à mãe-terra.

Essas considerações visam apresentar ao leitor uma proposta aparentemente bizarra: a de que o suicida não quer morrer. Na verdade, seu objetivo é fugir do sofrimento e substituí-lo por uma "vida" após a morte, prazerosa, por vezes prêmio ou compensação por seus sofrimentos ou sacrifícios terrenos. E isso independe de crenças ou não crenças religiosas.

Não existe uma representação da morte em nossa mente. O suicida, portanto, não pode buscar algo que ele não conhece, mas sim substitutos fantasiados predominantemente inconscientes. Essas fantasias se manifestarão de forma particular em cada indivíduo, a cada momento, tanto na vida como no campo analítico.

Nos próximos capítulos, aprofundaremos o estudo dessas fantasias e de outros fatores que fazem parte da conduta suicida.

2. Suicídios conscientes e inconscientes

O significado do termo suicídio, a "morte de si mesmo", enseja uma série de problemas derivados de sua amplitude. Nessa definição podemos incluir desde o autoextermínio, como conceituado pelos médicos legistas, até a morte decorrente da exposição a condutas de risco, da falta de cuidado frente a doenças ou eventos perigosos, de intoxicações acidentais e overdoses, e acidentes e outros fatos similares. Se quisermos ir até as últimas consequências em nosso raciocínio, todas as mortes são "de si mesmo", já que parece claro que estamos geneticamente programados para morrer.

Quando os fatores inconscientes são importantes, como ocorre em muitos acidentes, em patologias mentais e somáticas, ou ainda quando se associa um forte componente social ou cultural, o legista não terá condições de descrever um fato discreto, definível e quantificável, que nomearia como suicídio. O mesmo problema ocorrerá com o epidemiologista e o profissional de saúde mental quando buscam classificações descritivas precisas.

Passando ao largo desses problemas, convencionou-se considerar suicídio apenas as mortes em que o indivíduo, voluntária e conscientemente, executou um ato que ele acreditava que determinaria sua morte. Ainda que essa definição aparentemente resolva algumas controvérsias, ela nos cria outros problemas. A voluntariedade do ato, como algo consciente, não é tão clara como se propõe. O suicida se defronta com um dilema: ele quer morrer e viver, ao mesmo tempo, e o resultado (morte ou sobrevivência) será determinado pela força desses desejos e por circunstâncias por vezes fortuitas, como a intencionalidade do ato, o método utilizado, a possibilidade de socorro, a resistência física e as condições de saúde prévias. Nem sempre o indivíduo está lúcido, consciente das consequências de seu ato, como vemos em pacientes que sofrem de perturbações do pensamento e do afeto, resultando em turvação da consciência, estados confusionais, delírios e alucinações.

O problema pode ser parcialmente resolvido se conceituarmos o suicídio como "dano fatal feito a si mesmo, intencional e consciente, mesmo que de modo ambíguo e vago" (Stengel, 1970). Com essa definição, perde-se em precisão e se aumenta a abrangência, mas ainda não é possível incluir os suicídios em que o comportamento inconsciente é predominante. Como este é produto de uma rede complexa de configurações impossíveis de serem fotografadas, não é possível quantificar seu funcionamento ou suas consequências, e ele fica fora das estatísticas. Isso não impede que o epidemiologista perceba que as estatísticas vitais sobre mortes por causas externas (como acidentes, homicídios e suicídios) envolvem fatores psicológicos e socioculturais, para além do manifesto.

Quanto aos atos suicidas que não terminam em morte, as conceituações são ainda mais problemáticas, porque o sobrevivente pode negar ter tido a intenção de morrer ou afirmar que sua intenção era confusa ("não sabia se queria dormir, fugir, esquecer, morrer..."), ou ainda não se lembrar exatamente do que ocorreu.

Alguns afirmam que realmente queriam morrer, mas suas ideias sobre o que seria essa morte não são claras, como veremos adiante.

Em suicidologia, chamamos de *intencionalidade* a intensidade do desejo do indivíduo de acabar com sua vida, e de *letalidade* as consequências do ato em termos de gravidade médica. Este último termo, *letalidade*, tem uma conotação clínica e não se relaciona com o mesmo conceito como utilizado em epidemiologia (razão entre óbitos e número de casos numa série de eventos). Utilizando esses conceitos, podemos observar um *continuum*, como um espectro de cores, envolvendo os suicídios conscientes. Dessa forma, teremos:

- A veleidade suicida, o falar em forma vaga sobre o assunto.
- A ideia ou o pensamento suicida, em que o ato existe virtualmente.
- A ameaça suicida, quando o indivíduo deixa claro seu desejo de matar-se.
- O gesto suicida.
- A tentativa de suicídio ambivalente.
- A tentativa de suicídio deliberada.
- O suicídio propriamente dito, que costuma ser chamado exitoso ou completo.

O termo *gesto* é utilizado para atos em que o propósito comunicativo, e por vezes manipulativo, é proeminente, e a intencionalidade suicida praticamente inexiste. A tentativa de suicídio ambivalente descreve situações em que a pessoa está consciente de sua indecisão e não sabe o quanto quer viver ou morrer. Na tentativa de suicídio deliberada, a intenção parece ser clara. No entanto, a clínica nos mostra que a ambivalência e a confusão sempre existem, ainda que em graus variados.

Essa classificação também envolve problemas. Por exemplo, o que vai diferenciar se um ato será classificado como gesto, tentativa ou suicídio exitoso poderão ser circunstâncias, por vezes mínimas, relacionadas à intervenção do ambiente. Há que se tomar cuidado, também, com a ideia de manipulação, já que o profissional deve estar imune a conotações moralísticas. Quando acreditamos que existe manipulação, devemos considerá-la como um problema emocional (do paciente e/ou do profissional) que deve ser investigado.

Frequentemente se utiliza *ato suicida* para todo fato em que um indivíduo cause uma lesão a si mesmo, qualquer que seja o grau de intenção letal e de conhecimento do verdadeiro motor do ato. Alguns utilizam também o termo *parassuicídio*, definido como ato que mimetiza o ato suicida, mas não resulta em desenlace fatal, independentemente do grau de severidade médica e de intencionalidade psicológica. Esse conceito é útil para estudos epidemiológicos, e sua definição operacional requer apenas um julgamento concernente a se a pessoa iniciou o ato de autodano.

Em alguns indivíduos, percebe-se que ideia suicida, gesto, tentativa e suicídio exitoso constituem uma sequência progressiva. Mas, do ponto de vista epidemiológico, suicídio e tentativa de suicídio são fenômenos que ocorrem em populações diferentes. O suicídio exitoso predomina em homens, geralmente idosos ou de meia-idade (em torno de três vezes mais em homens que em mulheres), enquanto as tentativas são mais comuns em mulheres jovens (em torno de 20-30 tentativas para cada suicídio). Os métodos diferem, assim como os conflitos e as patologias subjacentes. Identificamos mais pacientes melancólicos e psicóticos entre os suicidas, enquanto as definições diagnósticas são menos claras nas pessoas que tentam suicídio. Em geral, o suicida exitoso morre na primeira tentativa. Comumente encontramos tentativas anteriores no grupo dos que tentam matar-se. Ainda que muitos indivíduos que tentam não morram, o risco de morte existe.

É nos depressivos, em particular com transtornos afetivos, que ocorre a maior proporção de suicídios. Uma revisão da literatura internacional indica depressão em 35,8% dos suicidas, seguida do uso de substâncias psicoativas (22,4%) e esquizofrenia (10,6%) (Bertolote & Fleischman, 2004).

As estatísticas sobre suicídio costumam estar subestimadas. Fatores culturais e emocionais podem fazer com que o atestado de óbito seja falho. Nos números não estão incluídos os acidentes, as intoxicações aparentemente acidentais e outras manifestações autodestrutivas não intencionais ou conscientes.

O Brasil se encontra entre os países com taxas baixas (6,5 por 100 mil habitantes, sendo 10,0 no sexo masculino e 3,1 no feminino, em 2020). Outros países com taxas parecidas estão no sul da Europa (Itália, Espanha, Grécia, Macedônia, Sérvia), além da maioria dos países da América Latina. Países com taxas muito altas são, por exemplo, Lituânia (31,9, sendo 6 homens para cada mulher), Rússia (31,0, sendo 6 homens para cada mulher), Guiana (29,2, sendo 4 vezes maior no sexo masculino), Coreia do Sul (26,9, sendo 2,5 homens para cada mulher). Países com altas taxas são, por exemplo, Cazaquistão (22,5, sendo 5,5 vezes maior entre homens), Hungria (19,1, sendo 3,5 homens para cada mulher), Japão (18,5, sendo 2,5 homens para cada mulher), Uruguai (18,4, sendo 4 homens para cada mulher) e França (17,7, sendo 2,5 homens para cada mulher). Em alguns países, a proporção entre homens e mulheres é parecida, como na Índia, na Nigéria e na China. Em Lesoto, matam-se 1,4 mulheres para cada homem (World Population Review, 2020). Em cada cultura, fatores próprios têm que ser considerados.

Tem havido um decréscimo nas taxas mundiais de suicídio. Entre 2000 e 2016, elas caíram 18%. Existe uma clara associação entre essa queda e a existência de políticas públicas em muitos países e regiões. Na contramão do restante do mundo, as taxas brasileiras aumentaram 26,5% no mesmo período (Cais, Mello & Barbosa, 2019).

Os dados referentes a tentativas são ainda mais falhos. A partir de trabalhos norte-americanos, calcula-se que existam em torno de 8 a 10 tentativas para cada suicídio completo, considerando-se todas as idades. Existiriam de 3 a 4 tentativas para cada óbito no sexo masculino, e de 25 a 30 no feminino. E, em jovens, essa proporção seria bem maior, oscilando entre 50 e 120 tentativas para cada suicídio. Em um seguimento de indivíduos que tentaram suicídio, 5% se mataram em um período de 5 anos, e em torno de 10% nos anos seguintes. Em um estudo efetuado buscando-se ativamente pessoas que haviam tentado suicídio, em Campinas, encontramos taxas em torno de 150 por 100 mil habitantes. As mulheres haviam tentado 5,4 vezes mais que os homens, e 75% das tentativas ocorreram em menores de 27 anos (Cassorla, 1985).

Esses números não devem ser generalizados, já que cada grupo humano tem características peculiares.

Em seguida, discutiremos duas situações que não constariam das estatísticas de suicídio. No entanto, se utilizarmos um olhar psicanalítico, identificaremos fatores que configuram suicídios inconscientes.

Uma notícia de jornal revela que Antonio C., 53 anos, matou seu filho P., de 25 anos, quando este, sob efeito de drogas, atacou a mãe e os irmãos, ameaçando matá-los com um machado. O pai chegou nesse momento e tentou conter o filho. Este se voltou contra ele, avançando em sua direção. Desesperado, Antonio C. procurou um revólver, que guardava para se proteger de assaltantes, e atirou no filho, que ficou gravemente ferido. Em seguida o socorreu, mas P. acabou falecendo horas depois, no pronto-socorro.

P. já havia causado sérios transtornos para si mesmo e para sua família sob o efeito de drogas. Já fora internado várias vezes, e os pais o acolhiam em sua residência familiar, buscando novos tratamentos, na esperança de que algo mudasse. O pai, Antonio C., foi preso em flagrante e somente libertado, dias depois, graças a uma medida judicial.

Um mês depois, outra notícia no mesmo jornal: Antonio C. havia morrido. O repórter, entrevistando parentes e vizinhos, conta que, após a morte do filho, Antonio C. passou a não comer, não dormir e a lamentar-se, culpando-se por ter atirado em P. Muitas pessoas tentaram consolá-lo, e ele foi socorrido também por equipes médicas que não identificaram doença corporal. Antonio C. foi encontrado morto em sua cama, sem que houvesse qualquer explicação para o fato.

Não será difícil, para o profissional de saúde mental, supor que Antonio C. viveu um processo melancólico fruto da identificação com seu filho que matou, matando esse objeto dentro de si mesmo.

Em outra notícia de jornal, um sensível repórter relata que o caseiro Donizeti O., de 37 anos, "sucumbiu a um amor obsessivo". Abandonado pela mulher, com quem vivera por 15 anos, prometera: "Se ela não voltar, prefiro morrer". O texto informa:

> *Parou de comer há três meses e meio, uma greve de fome temperada pelo delírio do abandono e a esperança de retorno . . . Nos primeiros dias após o abandono, Donizeti conduziu uma busca obsessiva. Sem sucesso, ingressou num "estado traumatizante, de onde não conseguiu sair. Donizeti morreu. O atestado de óbito*

prudentemente não vai informar, mas o caseiro, como numa história dramática e ultrarromântica, morreu de amor . . . "Um policial, que atendeu a ocorrência, definiu como 'morte natural', recorda o pai". E complementa: "Não foi isso não. Ele morreu desgostoso, de saudade. O Donizeti era muito amoroso". (Cassorla & Smeke, 1985)

Como vimos, Antonio C. e Donizeti não constarão das estatísticas de suicídio nem de mortes violentas. Não sabemos também se procuraram (ou conseguiram ser atendidos) por profissionais de saúde mental.

Uma situação curiosa ocorreu com Guimarães Rosa, que tinha um pressentimento de que não suportaria a emoção caso tomasse posse na Academia Brasileira de Letras como "imortal". Isso o fez adiar por quatro anos a cerimônia. Quando finalmente foi convencido do absurdo de sua ideia, tomou posse e morreu três dias depois, ou melhor, ficou "encantado", como, de certa forma, anunciara no seu discurso de posse...

Os episódios descritos lembram fatos que ocorrem em certos grupos culturais africanos e também com os antigos tupinambás. Quando um indivíduo quebra um tabu, isto é, quando desafia proibições culturais inexoráveis, ele simplesmente se deita na rede e espera a morte chegar. Sua morte também é considerada "natural", mas todos os membros de seu grupo social sabem que ela decorre da quebra do tabu.

As situações citadas ilustram alguns fatores ligados ao ato suicida: a identificação com o objeto perdido, a autopunição e as relações narcísicas (em que o indivíduo sente a perda do objeto como a perda de uma parte de si mesmo, sem a qual não pode viver). Retomaremos esses aspectos em outros capítulos.

Em seguida, discutiremos um fenômeno em que a vítima estimula ou provoca alguém para que a mate. Trata-se do "homicídio precipitado pela vítima", situação em que a pessoa não efetua diretamente o ato (isto é, matar-se), mas estimula ou provoca alguém para fazê-lo. Nas estatísticas vitais, o evento será considerado um homicídio. Sabemos que a maioria desses homicídios ocorre dentro da família, e a vítima pode, mediante identificações projetivas violentas, fazer com que o futuro homicida "perca a cabeça" e mate, ou agrida até matar, quem o provocou.

Por vezes, a vítima intui aspectos psicopatológicos do futuro homicida. O componente heteroagressivo (que coexiste com o autodestrutivo) pode se manifestar na esperança ou no desejo de que o homicida seja punido. Não parece ter ocorrido isso no já descrito homicídio "precipitado pela vítima" de P., efetuado por seu pai Antonio C. Nessa situação, parece evidente que o pai apenas tentou defender-se de ser morto por seu filho.

Outra situação, comum em nosso meio, é o homicídio de crianças e jovens provocado por lutas de quadrilhas, por traficantes e pela polícia. Nessas situações, podemos supor algumas possibilidades: a) jovens com componentes melancólicos; b) jovens com características impulsivas, com dificuldades de avaliar a realidade, que colocam em ato seus conflitos na área social; c) jovens que são vitimizados pela própria sociedade, vivendo sem oportunidades, em locais violentos, que buscam sobreviver submetendo-se a líderes criminosos, por idealização ou por medo; d) pessoas que, simplesmente, se encontravam em locais onde ocorriam tiroteios.

Quando o componente suicida é mascarado como acidente, o ambiente é – de certa forma – poupado. Se houver outra pessoa envolvida no "acidente", comumente isso ocorre de forma fortuita, não existindo desejo de que essa pessoa seja culpabilizada. Pode ocorrer, no entanto, que a vítima envolva (consciente ou inconscientemente) uma pessoa próxima. Por exemplo, jogar-se na frente de um carro dirigido por um parente ou conhecido. Crianças que morrem caindo de alturas, escapando da mãe, nos mostram a complexidade das situações. Existe o acaso, o fato de que mães podem distrair-se por motivos variados, e existe também a possibilidade de que crianças coloquem em ato a fantasia de que sua morte tornaria os genitores mais felizes. Há que se tomar, portanto, os cuidados óbvios para relativizar hipóteses, evitando encontrar "culpados", atitude moralista.

3. Fantasias inconscientes e suicídio

Sabemos que o ato suicida constitui o evento final, fruto de uma complexa rede de fatores que foram interagindo durante a vida do indivíduo, de formas variadas, peculiares e imprevisíveis.

O suicida busca, em última instância, escapar de um sofrimento sentido como insuportável. Esse sofrimento é vivenciado como vindo de dentro de si mesmo e/ou do mundo externo. Como vimos anteriormente, não é a morte que o suicida busca, mas substitutos fantasiados que permitem escapar desse sofrimento. Essas fantasias são predominantemente inconscientes e coexistem, de forma peculiar, em cada indivíduo. São elas:

1. Busca de uma "outra vida". Essa nova vida ocorre em um mundo paradisíaco, onde não existe sofrimento e todas as necessidades são satisfeitas. A vida se dará ao lado de uma figura protetora divina. Trata-se também de um reencontro com o objeto primário, mãe, com a vida intrauterina, a morte sendo um retorno à mãe-terra, como um parto ao contrário.

Essas fantasias nos remetem à ideia de nirvana, que, na tradição budista, se refere a um estado transcendente de liberdade, conseguido pela extinção do desejo e da consciência individual. Freud (1924/2011c) usou esse termo quando descreveu a pulsão de morte, cujo objetivo é conduzir a inquietação da vida para a estabilidade do estado inorgânico.

Como veremos adiante, a tranquilidade "angelical" com que se apresenta um paciente psicótico após vivenciar estados terríficos indica que tomou a decisão de matar-se. A sensação de êxtase lembra místicos que, euforicamente, buscam sofrimentos que podem levar à morte.

O estudo de componentes culturais nos remete a fatos similares. Em grupos sociais, os mortos eram e ainda são enterrados ritualisticamente com seus pertences, facilitando a transição para um outro mundo. Esses rituais, em sua essência, também fazem parte de nossa cultura, mediatizados pelas religiões.

Os suicídios coletivos (como o comandado por Jim Jones, na Guiana, e os de outros grupos e seitas) mostram a força dessas fantasias. Os suicidas têm certeza de que se encontrarão em um mundo idealizado, reservado a seres superiores, isto é, eles mesmos.

Meu primeiro contato com suicídio ocorreu quando estudante de Medicina. Durante um plantão, uma enfermeira, pessoa admirável, contava-me tranquilamente episódios de sua vida. Em determinado momento, disse que sentia "saudades da vida intrauterina". Ela se matou 48 horas depois, injetando um coquetel de drogas.

Lúcia, 20 anos, estava constantemente envolvida em situações autodestrutivas. Entra na sala de análise e me pergunta quem havia usado o divã antes dela. Mas não quer que eu responda, não quer saber dos outros pacientes nem que eu lhe mostre seus ciúmes. Quer imaginar-se minha única paciente.

Em seguida me conta seu desejo de levar-me em sua bolsa, para que eu esteja sempre junto dela, ou, melhor ainda, que gostaria de entrar em meu bolso e ir comigo aonde eu fosse.

Falo-lhe de seu desejo de ficar em meu "útero" e viver ali, como num paraíso, e de como sofre porque tem terror de reviver seu nascimento, perceber suas necessidades; que eu sou uma pessoa e ela é outra. A palavra "nascimento" lhe recorda um sonho: peixinhos saíam de um cano de água e iam para a terra. No entanto, quase não conseguiam andar, tentando usar suas barbatanas como patas. Eram muitos, uma multidão, e se atrapalhavam entre si. Existia um peixe maior, que sofria muito, porque "a vida na terra é dura e pesada". Esse peixe acabou entrando em outro cano e caindo num lago, onde se sente feliz, flutuando sozinho, como em um paraíso. Enquanto me conta o sonho, Lúcia sente um frio e um peso nas pernas, que vão subindo em direção à cabeça. Esta passa a pesar muito, e ela se sente sufocada. Não desvia o olhar da luminosidade que vem da sala de espera e penetra por sob a porta da sala de atendimento (que está na penumbra). Diz que não quer sair de minha sala, quente e acolhedora, para aquela luz forte e para o ruído que há lá fora. E que não suportaria que outro paciente tomasse seu lugar.

Enquanto ouvia e observava como se manifestavam as fantasias de fusão, de uma volta para um útero idealizado, me veio à mente a lembrança da descrição que Lúcia já me havia feito de seu parto: fora muito difícil e durara muitas horas porque "estava de lado, não queria nascer", e acabou sendo uma apresentação pélvica (o que implica que, durante o processo de nascimento, a cabeça sai por último, com sofrimento respiratório e risco de vida). Não usei esse dado com Lúcia. Mas, certamente, fantasias de que sua mente não suportaria o peso e a angústia do desprendimento, da ruptura de sua fantasia de fusão comigo, estavam em jogo no campo analítico.

2. Reencontro e autopunição. Paradoxalmente, essas duas fantasias comumente se vinculam, mostrando como a idealização se conecta com a perseguição.

A fantasia de reencontro pode dar-se com um objeto idealizado equacionado a Deus, ao paraíso – como um deslocamento da fantasia de vida intrauterina –, a pessoas falecidas idealizadas etc. Estamos frente a fantasias comuns em processos de luto que, quando patológicos, elevam o risco de morte nos sobreviventes. Por vezes, a pessoa adoece, se entrega e acaba morrendo, em uma espécie de suicídio "crônico", como vimos com Antonio C. no capítulo anterior. Pactos suicidas, entre amantes, por exemplo, incluem a certeza de reencontro após a morte. A negação da realidade da morte corresponde a defesas maníacas.

Estudos epidemiológicos mostram que a probabilidade de viúvos morrerem (de doenças ou morte "natural") aumenta no ano subsequente à morte da esposa. Nesses casos e em casos similares, a sabedoria popular confirma que a morte foi "causada" primariamente por uma perda anterior. Eventuais ataques cardíacos e outras doenças se conectam a afetos – "coisas do coração" – que estimulam a desistência biológica.

A identificação com o morto pode fazer com que a pessoa morra ou se mate da mesma forma. Por isso, encontramos suicídios em sequência entre pessoas próximas. Por vezes, o mesmo lugar, a mesma arma ou o mesmo método é utilizado. O suicídio pode ocorrer na mesma data ou quando se atinge a mesma idade da pessoa que morreu antes. Trata-se de reações de aniversário, tema que será desenvolvido adiante. Evidentemente, devem também ser considerados aspectos genéticos quando se trata de transtorno afetivo.

Fatores relacionados a vicissitudes de identificações patológicas nos fazem compreender a epidemia de suicídios entre jovens, em vários países da Europa, logo após a publicação de *Os sofrimentos do jovem Werther*, de Goethe, em 1774. Os jovens imitavam o personagem principal, que se mata "por amor", a tal ponto que o próprio Goethe buscou desestimular os suicídios.

Em nossa sociedade, após o suicídio de ídolos artísticos (comumente por doses exageradas de drogas), o risco aumenta entre seus fãs. Existem normas, na imprensa, que recomendam a não publicação de casos de suicídio, mas essas normas se tornam impossíveis quando se trata da morte de uma figura pública.

A fantasia de encontro com o morto é clara no fenômeno do *suttee*, praticado até há pouco na Índia, em que a esposa do falecido se sacrificava na pira funerária do marido, para acompanhá-lo na outra vida. Outras culturas têm costumes semelhantes: vassalos morrendo com seus senhores, mães matando-se para cuidar de filhos mortos etc. Nas Ilhas Salomão, apenas a esposa preferida tinha o privilégio de acompanhar o marido na morte. Isso podia levar a disputas entre as mulheres, o que nos afasta de qualquer ideia de sacrifício ou punição, como possivelmente pensaríamos se partíssemos de nossas normas culturais.[1]

As fantasias descritas se conectam com o luto patológico e, de alguma forma, com o que os psicanalistas chamam de melancolia (que se sobrepõe ao que os psiquiatras chamam de transtorno depressivo). No luto, ocorre a introjeção de aspectos amorosos e odiosos do morto que passam a fazer parte do mundo interno do sobrevivente. Como essa introjeção se processará e quais serão seus resultados dependerão de fatores constitucionais e de como se constituiu o mundo interno. No luto normal, predominam os elementos amorosos; no patológico, a ambivalência amor-ódio (que

---

1 Os dados antropológicos e históricos relatados neste livro foram obtidos de Zilboorg (1936), Garma (1952), Perlin (1975), Minois (1995), Guillon e Le Bonniec (1982).

faz parte de todos os seres humanos) pende para o segundo aspecto. Dessa forma, esse morto internalizado (e com o qual ocorre identificação) é vivenciado como um objeto interno persecutório. No melancólico, a situação é similar, mas não se identifica uma morte, perda ou outro desencadeante visível. Encontraremos objetos e relações objetais internas carregados de culpa, depreciação, punição etc., fatos que podem desembocar em pensamentos e atos suicidas. Na verdade, o objetivo é matar o objeto interno odiento com o qual o melancólico está identificado, mas o paciente não tem consciência desse fato.

Outras psicoses são acompanhadas de terrores de aniquilamento e, eventualmente, de alucinações auditivas imperiosas que obrigam o indivíduo a matar-se, como ocorre na esquizofrenia.

Na melancolia e na esquizofrenia, fatores constitucionais parecem ter uma importância considerável, influenciando as maneiras como as fantasias inconscientes primitivas são vivenciadas. Ameaças de desintegração e aniquilamento, provindas do mundo interno, são similares às que vivencia uma pessoa que é torturada. Nessas situações, a morte é uma busca por escapar do sofrimento insuportável, ainda que a percepção, o raciocínio e o juízo possam estar prejudicados. Em última instância, o suicida elimina seu aparelho de percepção da realidade ameaçadora.

Em configurações *borderline*, o paciente busca simbiotizar-se a um objeto vivenciado como escudo protetor contra a vivência de aniquilamento resultante de traumas primitivos. Quando esse escudo protetor é sentido como abandonante ou intrusivo, o paciente sente o terror de estar deixando de existir. O suicida visa escapar desse sofrimento.

Lembremos que, na maioria dos atos suicidas, não existe uma consciência suficientemente clara sobre suas consequências. Os desejos de viver e morrer coexistem, em forma confusa, como que se digladiando. O sobrevivente pode contar que apenas desejava dormir, "dormir, morrer", como diz Hamlet em seu famoso monólogo. O uso de álcool e drogas é comum, e sua função inicial, de anestesiar o sofrimento, paradoxalmente, permite que a confusão aumente. Lembremos que o alcoolismo e a drogadição já são formas crônicas de autodestruição, e as mortes por abuso de drogas e acidentes provocados por pessoas alcoolizadas ou drogadas fazem parte dos suicídios e homicídios que não aparecem nas estatísticas.

3. Agressão e vingança. O ato suicida é altamente agressivo também em relação aos sobreviventes. Na fantasia do suicida, as pessoas próximas (ou a sociedade) são acusadas por não terem suprido as suas supostas necessidades, por não o compreenderem, por maltratá-lo ou injustiçá-lo. A frustração imposta pela realidade é potencializada pela projeção de aspectos persecutórios que alimentam essas fantasias. Antes do ato, o suicida como que "vê" a culpa e o sofrimento de seus supostos algozes, não considerando que estará morto. Nessa situação, o suicida não está propriamente em busca da morte, mas sim de vingança.

A sociedade capta esse comportamento agressivo e receia ser atingida por desgraças provindas do morto. Atos, por vezes ritualísticos, visam proteger os vivos. O suicida será punido, seu corpo, retaliado, seus bens, confiscados e sua família, condenada. No mundo antigo, em Tebas e no Chipre, o morto era privado das honras fúnebres. Em Atenas, no século IV, cortava-se a mão do cadáver, que era enterrada distante, para privar o morto de uma vingança posterior. Entre os wajagga, na África Oriental, o cadáver do enforcado era substituído por uma cabra, sacrificada com o intuito de tranquilizar seu espírito, que, em caso contrário, levaria outras pessoas a se matarem. Em tribos ganenses, se um indivíduo se suicidasse e culpasse outro por sua morte, este também era obrigado a se matar. Entre os índios tlingit, do Alasca, uma pessoa ofendida, incapaz de vingar-se, poderia matar-se. Isso alertava seus parentes e amigos de que deveriam encarregar-se da vingança. Entre os chuvaches da Rússia, era costume as pessoas se enforcarem na porta da casa do inimigo.

Plutarco descreve uma epidemia de suicídio na antiga Grécia. Sem identificar-se qualquer motivo, jovens virgens, de Mileto, passam a enforcar-se. Não se encontravam meios de cessar os atos. Alguém propôs que as jovens fossem levadas nuas no cortejo fúnebre. Não ocorreram mais mortes. Aqui, nos defrontamos com agressão ao ambiente, retaliação por parte do grupo social e sentimentos de vergonha das jovens, ainda que mortas.

No Ocidente, na Idade Média, o corpo do suicida é degradado. Conforme o local e a época, ele é queimado, pendurado, enterrado de formas bizarras, jogado na água etc. Na Inglaterra, ainda em 1823, cadáveres de suicidas eram queimados em encruzilhadas com estacas enfiadas no coração, para evitar que seus espíritos viessem incomodar os vivos. A Igreja e as religiões, em geral, condenam o suicida. Ele é privado de funerais religiosos, e os autores de tentativas de suicídio são excomungados. Durante séculos, foram considerados possuídos pelo diabo. São situações em que não se diferenciam seres vivos e mortos, internos e externos, a sociedade utilizando defesas similares às do psicótico.

Com o Iluminismo, as punições tendem a cessar, mas sabemos que a sociedade continua vivenciando as mesmas fantasias descritas. Famílias vão carregando seus objetos persecutórios e condenatórios por gerações, mesmo que os fatos tenham se perdido da memória. Por vezes, em processos analíticos, os pacientes descobrem segredos desse tipo guardados por familiares e que estavam registrados inconscientemente.

Ainda hoje o paciente suicida é de alguma forma estigmatizado. O pavor dos mortos – mais ainda dos suicidas, que se vingariam dos vivos – está sutilmente presente. Ofícios fúnebres ainda podem ser negados em determinados ramos das grandes religiões monoteístas.

O suicídio do presidente Getúlio Vargas, em 1954, ilustra a complexidade das configurações possíveis. Ao "sair da vida para entrar na História" (como escreve em sua carta-testamento), ele se acredita imortal, com a certeza de que influenciará o povo mais ainda do que em vida. Logo, a morte é apenas um passo na direção de outra vida fantasiada e fantástica. Ao mesmo tempo, Getúlio se vinga dos inimigos, a quem culpa por sua morte. Em 1997, seu filho Maneco mata-se da mesma forma que o pai. E, em 2017, o mesmo ocorre com Getulinho, filho de Maneco, reforçando a hipótese da associação entre processos identificatórios e possível transtorno afetivo na família.

Outros suicídios ocorrem em pessoas fortemente traumatizadas. Internos de campos de refugiados ou de instituições prisionais, ou ainda pessoas que vivem em grupos ou famílias violentas nos mostram como a pressão traumática constante, externa e interna, somada à desesperança na humanidade e aos lutos extremos (por familiares, por outras vítimas e pela confiança na bondade dos seres humanos), torna a pessoa mais vulnerável a desistir da vida.

Uma fantasia comum entre sobreviventes de chacinas e campos de concentração é a culpa por ter sobrevivido: a questão é se teriam feito algo indigno, que lhes possibilitou salvarem-se. Quase sempre são fantasias, revivências de aspectos arcaicos, que já faziam parte de seu mundo interno. Esses sentimentos de culpa podem superpor-se a todas as demais fantasias, contribuindo para a autodestruição. Muitos algozes – nazistas, por exemplo – também se mataram, mas para escapar da punição, da humilhação, e talvez alguns também por sentimentos de culpa.

4. Pedido de ajuda. O futuro suicida (deprimido, melancólico, psicótico ou mesmo sem doença mental clara) comunica sua desesperança e seu desespero ao ambiente, incluindo suas fantasias sobre morrer ou matar-se. Uma tentativa de suicídio não bem-sucedida é uma mensagem desesperada. No entanto, as pessoas próximas têm dificuldade de captar essa necessidade, ou, quando o conseguem, se sentem impotentes. Outras vezes, esse pedido de ajuda é desvalorizado, mais ainda se existe um componente agressivo ou supostamente manipulativo. O encaminhamento a um profissional nem sempre é fácil e possível.

Não custa repetir que as fantasias descritas visam escapar de sofrimentos considerados insuportáveis. Não apenas emocionais ou sociais, mas também somáticos. Uma doença grave, com dores insuportáveis ou sem possibilidade de recuperação, pode ser desencadeante. Diminuir o sofrimento físico e mental de pacientes crônicos pode permitir-lhes a continuação de uma vida criativa, por vezes mais criativa que antes, quando o fantasma da finitude era negado. Por outro lado, a sociedade deve considerar a necessidade de que, nessas situações, o paciente tenha direito a uma morte digna. O suicídio assistido, efetuado com todos os cuidados éticos, já faz parte dos procedimentos médicos em alguns países e deve ser considerado um direito humano. Miodownik (2019) descreve, em detalhes, o suicídio assistido de Sigmund Freud.

A questão última, se a vida vale a pena, que as vítimas e os sobreviventes de situações extremas nos trazem é a mesma que nos fazemos constantemente, mesmo que não de forma consciente. A história da humanidade, ainda que plena de horrores, tem demonstrado a presença da força da vida, que faz com que ela valha a pena, para nós e os demais. Mas, para que isso ocorra, temos que conhecer os mecanismos que nos fazem sabotá-la, atacá-la e destruí-la no indivíduo e na sociedade. Essa luta entre vida e morte, Eros e Tânatos, problema com que os seres humanos nos defrontamos desde sempre, fica bem evidente no comportamento suicida, em que Tânatos nos seduz com a fantasia de que continuaremos "vivos" após o suicídio, por vezes mais vivos do que em vida.

4. A leste do Éden: loucura, feitiço e suicídio[1]

M. de repente sentiu, apavorada, que era apenas um objeto, como um móvel, um vaso. Não era humana. Enlouquecia, em pânico. Precisava desesperadamente de contato humano, uma voz que fosse, algo que aglutinasse seu corpo-mente que escorria, liquefeito. Quando, durante a sessão, consigo vincular sua vivência a sentir-me "outro", dela separado, se lembra das lutas de morte entre seus pais. Se eles se matassem, ela, criança, morreria. Enquanto se atacavam, se sentia como um "móvel na sala", ignorado, não existente. Sofrendo, M. me diz que não quer mais sentir isso, que é melhor morrer. Se se matasse, esse terror cessaria.

M. descreve sua vida no Inferno, sempre ameaçada de dissolução, de não-ser. Aniquilamento (*a-nihil*), redução a Nada. Ali vive o terror sem nome, o sentimento de catástrofe mortífera iminente. O mundo, o si-mesmo, não fazem sentido. Por vezes, se vislumbram sombras de demônios perseguidores inventando torturas

---

1 Uma versão anterior deste texto foi publicada originalmente na *Revista Brasileira de Psicanálise, 44*(2), p. 147-157, 2010.

bizarras. Mas, em geral, se vive somente a tortura – a ameaça/certeza de "tornar-se" Nada. Mas isso não ocorre; faz parte da tortura. Não se é nem se deixa de ser, não se vive, mas a morte tampouco chega... Desesperos e desesperanças tantálicos, infinitos, perenes. É o mesmo Inferno dos mitos, de Dante, com importante diferença: não se sabe por que se está nele...

O suicídio cessa os suplícios, os demônios são derrotados. É o último recurso dos torturados, que escapam do Inferno e, ao mesmo tempo, frustram seus torturadores.

Se M. se mata, deixa de existir. Será Nada. O paradoxo, fugir da ameaça do Nada buscando o Nada, é apenas aparente. Porque, sendo impossível representar o Nada, algo o substituirá. Será sobre esse substituto que M. nos falará antes do suicídio ou se sobreviver ao ato.

O Nada pós-morte será descrito como um mundo *sem* sofrimentos ou necessidade. O *sem* é oposto ao *com*. No Nada, não há *com* nem *sem*, é Nada. Portanto, o suicida não se imagina Nada (inimaginável) – ele acredita que estará num outro mundo, oposto ao Inferno. O Paraíso. Neste, não há sofrimento, necessidade ou desejo, porque a satisfação é completa. O Paraíso, portanto, não é Nada, é Tudo. Dessa forma, o suicida parece fazer um ótimo negócio: livra-se do Inferno (e da ameaça do Nada) e conquista Tudo (Cassorla, 2010).

Pausa: o sentido da vida

Qual é o sentido da vida? No Nada, a questão não cabe.

No Inferno, se vive permanentemente ameaçado. Nele, o único objetivo da vida (ou "sentido") é sobreviver nesse mundo terrífico.

Psicanalistas dirão que, no Inferno, vivemos ansiedades de aniquilamento, dissolução, transbordamento, agonias, pavores sem nome, vazios, buracos negros, perseguições por coisas-em-si, ausência de significação. Não há sentidos – apenas se sobrevive num clima de catástrofe iminente. Se considerarmos vértice sofisticado (possivelmente arrogante), diremos que "isto não é vida".

Essa vida (no Inferno) permeia todas as vidas e se manifesta socialmente em torturas, guerras, campos de concentração, em Kafka e Primo Levi, nas formas sutis de violência que anulam o sentido da existência. Em nossa mente, o Inferno se vive mais intensamente se ocorreram traumatismos desumanos, impensáveis, revelando-se loucura, fim de mundo, desestruturação, pânico, psicose e outros (maus) rótulos.

Quando se foge do Inferno, por meio do suicídio, rumo ao Paraíso, que vida se constitui? Se o Paraíso é Tudo, o indivíduo deixa de o ser e se torna indiferenciado, confundido com a Totalidade, com um suposto Deus todo-poderoso. De nosso vértice (arrogante), afirmaríamos também: "isto não é vida". Pelo menos a vida como a imaginamos: plena de pulsões, desejos, frustrações, forças que buscam, movimento transformador do mundo e do si-mesmo.

Inferno não é o contrário de Paraíso. Paraíso (Tudo) parece oposto a Nada, mas os extremos (Nada e Tudo) se confundem. Estamos em área mística (e também nos confins da psicanálise), em O bioniano, realidade e irrealidade últimas, incognoscíveis, um Nada que potencialmente é Tudo e vice-versa.

Digressão sobre Inferno e Paraíso

Quando o bebê sai do útero (Paraíso – Tudo), a morte se apresenta. Para alguns, estamos frente à ação da pulsão de morte

– aniquilamento. Os analistas kleinianos desenvolverão esse vértice. Lembremos que pulsões de morte e de vida estão intrincadas, fundidas. Frente ao risco de morte, busca-se o objeto – essa busca, esse tropismo, será fruto da pulsão de vida.

Se o objeto (a mãe, por exemplo) não for encontrado (ou for inadequado), o bebê viverá no Inferno. Se, ao contrário, no instante em que o Inferno é vislumbrado, o objeto se apresenta, o Inferno é substituído por completude – mamilo e boca fundidos, pele psíquica-recipiente perfeito, comunhão total –, e o bebê recupera o Paraíso.

Mas a estada no Paraíso é pontual – a plenitude cessa, de novo a falta, e se está no Inferno, o terror de tornar-se Nada. Esse Nada remete à pulsão de morte freudiana. O terror não é fruto da pulsão de morte – é um aviso (fruto da pulsão de vida) que impele à busca do objeto, visando escapar do Nada. Entre estadas no Inferno e no Paraíso, idas e vindas, surge Esperança – a esperança de que, mesmo no Inferno, o Paraíso poderá advir. Nesse modelo, vida é algo que se rouba da morte.

Com o tempo, percebe-se que o Paraíso não se mantém e o Inferno é mais presente. Há, portanto, que tornar o Inferno habitável, isto é, menos infernal. Como Esperança (nomeada "objeto bom internalizado") permite suportar Inferno (e faz encontrar portas de emergência, se necessário), ele (o Inferno) vai sendo mais bem conhecido e suportado, ao mesmo tempo que se tenta transformá-lo em melhor morada. Desiste-se de voltar ao Paraíso – isto é, o Inferno não mais será substituído pelo Paraíso, mas sim vivenciado como Terra, mundo da realidade, onde os terrores infernais são mais ou menos controlados ao ganharem significado, capacidade de simbolização e pensamento. Essa saída (transformação) do Inferno em direção à Terra somente poderá ocorrer quando o indivíduo perceber sua expulsão (des-Terro) do Paraíso.

(Desterro e expulsão parecem contrassenso, porque Paraíso era confundido com Terra). Expulsão do Paraíso é expulsão da Totalidade, perdição.

Enquanto não se percebe a perdição, estamos no Inferno. Se conseguimos perceber o Inferno, a perdição – tomando distância do que vivemos terrificamente –, é porque já podemos dar-nos conta da realidade. Dar-se conta é o mesmo que dar significado. O Inferno significado se tornará Terra. Esse significado é fruto da luta entre Eros e Tânatos. Se aquele for mais poderoso, predominam amor, integração, forças positivas do destino, formação de vínculos, pressão para pensar (não-)pensamentos, impulso epistemofílico, conhecimento (conforme diferentes nomeações psicanalíticas). A centelha divina dos místicos. Mas essa centelha somente ocorre se houver continente materno inicial que apresente ao bebê as oscilações entre Inferno, Paraíso e Terra. Os recursos vitais tendem a sofisticar-se e, aos poucos, se permite modulação mais precisa da destrutividade infernal com proteção de vida e negociação com demônios. Será imprudência esquecer que estes manterão sua natureza – demoníaca – em forma persistente e insistente. O risco de que eles retomem preponderância (pulsão de morte) está sempre presente.

Dessa forma, para que ego negocie com id e mundo externo, há que, primeiro, sobreviver no Inferno. A estada inicial no Paraíso (mãe-ambiente) é muito necessária, assim como a gradualidade da desilusão (Winnicott, 1975).

O mito conta que Adão e Eva viviam tranquilamente a leste do Éden. Um dia, a serpente aguçou sua curiosidade. Então desobedeceram ao mandamento divino e provaram o fruto proibido da árvore do conhecimento. Com isso, "abriram-se seus olhos" e viram que estavam nus. Envergonhados, cobriram-se. Como punição pela desobediência, foram expulsos do Paraíso e condenados a trabalhar e parir com dor. Proponho que essa narrativa descreve vicissitudes do momento em que o ser humano entra em contato com a realidade. Dar-se conta dela é o mesmo que pensar. (Em modelos psicanalíticos, pensar é o mesmo que discriminar si-mesmo de objeto, atingir a posição depressiva, elaborar o Édipo, trabalhar lutos, recuperar partes projetadas, dispor de função alfa, significar, sonhar, simbolizar, ampliar redes simbólicas, criar, transformar o mundo etc., e tudo isso é desencadeado *ao mesmo tempo...*, como se uma centelha divina movimentasse um complexo sistema, que transforma seres biológicos em seres humanos.)

Ao abrir os olhos, Adão e Eva percebem que faz parte da realidade ter necessidades e desejos – frutos da pulsão de vida. Metaforicamente, a vida é confundida com mente-órgãos procriativos. Até então, eles estavam impossibilitados de dar sentido-significado-mentalização-ideação ao que sentiam (mas não sabiam que sentiam). Adão e Eva também se dão conta de que o desejo convive com frustrações, que vêm de fora e de dentro, iniciando contato com irritabilidade, destrutividade, inveja. Na verdade, Adão e Eva, ao saírem do Paraíso e entrarem em contato com a realidade, conhecem antes o Inferno. No Paraíso, nada sabiam – agora, graças à árvore do conhecimento, sabem. Se antes viviam num mundo sem significado, povoado de coisas-em-si, ameaçados de catástrofes com matizes persecutórias e depressivas (Bion, 1963/1967b) – elementos beta –, eles não sabiam disso. Ao comerem do fruto proibido, tomam consciência, categórica, do Inferno. Concomitantemente, esse contato com o Inferno pressiona para que se constitua um aparelho para pensá-lo. Sair do Paraíso, conhecer o Inferno e dar-lhe significado são fatos que ocorrem *ao mesmo tempo*, pois somente se pode conhecer algo quando este algo adquire algum significado (Cassorla, 2007).

Mas nem sempre isso é possível. "A experiência mostra que o homem pode se manter na loucura, para não ter contato com a verdade, e pode enlouquecer, porque tomou contato com ela" (Franco Filho, 2006, p. 43).

A expulsão do Paraíso, o conhecimento da realidade, do Inferno, e sua transformação (por meio do pensamento) mostram a vida em ação. A vida na Terra, onde há que se trabalhar para dar à luz pensamentos. A Terra, a realidade, não é o Paraíso (o Tudo), mas um Inferno transformado, compreendido, possível de ser sonhado.

A capacidade de pensar (função alfa) não vem de chofre. Quando Adão e Eva comeram o fruto proibido, eles já possuíam certas capacidades: esboço de percepção de árvore, curiosidade, consideração pela serpente, desobediência. Isto é, mesmo antes do pecado original, existia algo potencial em desenvolvimento. Psicanalistas nomearão esse "antes" como fantasias originárias, primordiais, preconcepções em busca de realizações. A serpente, Deus, o fruto, se oferecem para tal. Isto é, a totalidade já contém, em potência, cisão, separação, discriminação, espaço para o terceiro, possibilidade de contato com a realidade. Fruto das pulsões, predominando a de vida.

A sedução da morte – I

Quando digo a G. que me parece que ele busca a morte, como que atraído por ela, ele me conta, em detalhes, como é excitante ir atrás da droga, os perigos, o risco, e essa excitação é quase similar à que sente quando a usa. Conta do risco de ser morto, fato que quase ocorreu ao entrar numa "boca" onde estava ocorrendo um tiroteio. Continua me contando da vergonha que passaria se a esposa descobrisse seu uso de drogas. Lembra-se do dirigente da Fórmula 1 que foi filmado como nazista, maltratando mulheres vestidas como judias, e imagina a vergonha que ele deve ter sentido ao ter que contar a sua esposa e seus filhos que não era nazista, mas pertencia a um grupo sadomasoquista. Lembra-se também do rabino, tão sábio, que foi pego roubando gravatas.

Lembro-me da morte como uma mulher sedutora, irresistível, e, ao dividir essa imagem com ele, lhe pergunto ingenuamente o que lhe daria mais prazer: brincar com ela e poder escapar ou segui-la, hipnotizado. Responde que, ao segui-la, sentiria um prazer imenso também por ser punido por seus pecados. Frente a seu silêncio, lembro-o de que seu maior pecado foi ter sobrevivido a seu melhor amigo (que foi assassinado). Valida minha hipótese lembrando-se de que, mesmo tendo anestesiado seus sentimentos na ocasião, pegou o carro do amigo e correu pelas estradas até cair num precipício, escapando por milagre. Sabe, também, que vai morrer jovem.

Lembro-lhe de sua certeza de que vai morrer de doença associada a drogas: overdose, enfarte, hepatite, aids, e de seu plano de que nunca consultaria médicos se estivesse doente. Afirma que é por vergonha. Pergunto-lhe se antes de morrer ele não acabaria se expondo, de alguma forma, e com isso também acusaria o mundo (Inferno) por sua morte. Concorda, surpreso: não havia pensado nisso.

Em seguida, conversamos mais sobre a erotização da morte, e me conta que fica fissurado por ela, congelado, não percebendo mais nada. Digo que não perceberá os perigos. Complementa: nem as coisas boas da vida.

G. não conseguiu transformar seu Inferno em Terra e busca o Paraíso por meio da droga. Mas essa estada no Paraíso é cada vez mais difícil. Sua busca, na Morte, se transforma em alternativa. Os demônios infernais mascaram o Nada, prometendo liberação excitante de culpas e Paraíso, Tudo. Se a pulsão de morte é muda, ela se manifesta travestida e utilizará as vestimentas possíveis para enganar. O ataque mais mortífero será sobre a capacidade de pensar, hipnotizando, transformando pensamento em alucinose. Todos somos Faustos em potencial.

Sobre carapaças

B. não precisa de ninguém – se considera autossuficiente, superior a todos, o único homem ético em seu ambiente de trabalho (os outros são considerados corruptos). Na sessão, se queixa, sem sentimentos: sua vida continua igual, vazia, nada acontece, é nada. Acorda, trabalha, vê televisão, dorme. Está tentando ler Sartre: *O ser e o nada* – pelo menos alguém escreveu sobre ele... Quando o descrevo como uma máquina que imagina que controla tudo (sem viver medos, sofrimento), concorda com raiva contida. Mostro-lhe que sente essa raiva quando, ao apertar um botão que deveria acionar o outro-máquina (o analista), este não responde como ele desejaria. Ironiza: a vantagem é que máquinas podem ser jogadas fora, trocadas. Pergunto-lhe se não está me dispensando. Sorri mecanicamente enquanto diz que está investindo seu dinheiro na análise e que, no futuro, se beneficiará. Em seguida, me conta que foi multado pela Receita Federal. Parece compreender quando lhe mostro seu incômodo frente ao descobrimento de sonegação mental. Mas complementa, triunfante: "ganhei mais com as ações que comprei [com o dinheiro sonegado] do que perdi com a multa que recebi...".

B. por vezes quase percebe como comete suicídio de aspectos seus para fugir do Inferno. O Inferno "são os outros" (Sartre), que ele invejosamente desdenha, menospreza, finge não ver, aparentando indiferença. Em seu Inferno, ao contrário dos de M. e de

G., há um espaço protegido por uma carapaça, uma concha, que o separa do mundo dos "outros", como que o isolando do resto do Inferno. Nessa concha, se acredita autossuficiente. Mas não vive no Paraíso, porque a vida na carapaça logo se torna tediosa, vazia. E, quando é obrigado a sair dela (para abastecer-se), o Inferno se impõe. Foi perceber isso que o trouxe para a análise.

Nossa sociedade maquinizada aceita e, de certa forma, premia pessoas com essas características. Enquanto se mantêm nas conchas (e isso pode ser permanente), vivem como indivíduos não humanos que podem controlar instituições, burocracias, sociedade, guerra e paz. Sendo donos da verdade, atraem seguidores. Estes se sentem felizes por terem encontrado uma concha-paraíso onde um "deus" pensará por eles, evitando dores de partos-pensamentos. Mas o observador sofisticado (talvez arrogante) também aqui dirá que "isto não é vida".

Essas pessoas, enquanto dentro da concha, não pensam em suicídio. Imaginam, no entanto, vingança homicida contra os "outros" que questionam suas certezas, ameaçando ruptura da carapaça e contato com realidade-Inferno. Os "outros" serão projetivamente acusados (invejosos, não éticos etc.), e sua eliminação será, portanto, justa. Em nome da "verdade", tudo será permitido (Cassorla, 1998a, 1998b, 2005b, 2019b).

A ideia suicida ocorre, nesses pacientes, quando a carapaça desaba e o contato com a realidade é vivido como insuportável. Se não se criaram recursos em relação a lidar com culpa e reparação, a catástrofe se impõe, incluindo sentimentos de fracasso e humilhação terríveis. O suicida visa escapar desse sofrimento imenso e, ao mesmo tempo, enfiar no outro, projetivamente, a responsabilidade e a culpa pela morte. Dessa forma, o suicida retoma sua importância, talvez até maior que em vida – sentindo-se vingativamente vivo dentro da mente de seus inimigos, enlouquecendo-os.

Ao mesmo tempo, tem certeza de que, após a morte, seus supostos méritos serão reconhecidos. Seu Paraíso terá essas características.

Suicídios de algumas personalidades narcísicas ou *borderline*, alguns suicídios por motivos supostamente religiosos ou políticos, nos quais o suicida se transforma em mártir e justiceiro, suicídios de alguns criminosos nazistas (Cassorla, 1999, 2005a) podem ser compreendidos, pelo menos em parte, por meio desse modelo.

Uma tentativa de suicídio entre índios guarani-kaiowá, segundo a vítima, decorreu de feitiço realizado por um vizinho. Indagado sobre o motivo do feitiço, o quase suicida respondeu o que lhe parecia óbvio: "porque minha mangueira cresceu mais do que a dele". Ainda que complexos fatores culturais estivessem em jogo, não se pôde descartar contato com Inferno povoado de demônios invejosos e humilhantes (Cassorla, 1995b; Cassorla & Smeke, 1985).

A sedução da morte – II

S. procurou a análise após um surto psicótico, em que se sentia ameaçada de morte por seu amante. Tinha certeza de que ele era um assassino. Concomitantemente com essa ideia, sofria de ansiedade extrema, que lhe indicava a proximidade com a loucura ou a morte, vinda de dentro, sem relação com o assassinato. Para livrar--se dessa ansiedade, pensava em matar-se. Mas essa possível morte era também uma forma de tornar-se mártir, uma espécie de santa.

Durante a análise, S. mostrava como se sentia atraída por situações perigosas, com risco de morte. Envolveu-se com um "garoto de programa" e o sustentava, certa de que ele se regeneraria "por amor". No entanto, com frequência era agredida por ele. Ao mesmo tempo, passou a ter certeza de que sua sócia a roubava.

Essas situações eram escondidas do analista e somente apareceram quando este pôde mostrar-lhe seu comportamento sádico em relação a ele, como que exigindo ser maltratada e abandonada. Isso já acontecera com seu analista anterior, que, segundo ela, fora deixado porque ele não concordava com suas ideias políticas. Logo após essa interrupção, manifestou-se o surto psicótico, que possivelmente já se iniciara durante aquela análise.

A compulsão à bondade de S. indicava seu desejo de tornar-se uma santa. Quanto mais sofresse, mais seria recompensada no Paraíso pós-morte. Porque seu sonho, consciente, era morrer crucificada, como Jesus Cristo. No entanto, sua santidade era estragada quando, ao sentir-se maltratada, planejava vinganças altamente sofisticadas, gastando tempo e energia em fantasias mirabolantes sobre como derrotaria seus inimigos. Com o tempo, foi possível perceber que essas mesmas fantasias podiam ser encenadas com ela fazendo o papel de vítima em jogos sexuais. Após esses atos, durante os quais "perdia a cabeça", sentia-se estranha, com medo de enlouquecer e com pensamentos suicidas. Nessas fases, costumava faltar à análise. Foi possível, com o tempo, perceber que esses fatos se seguiam a fases produtivas da análise, e as atuações sadomasoquistas substituíam a sabotagem da relação com o analista. A análise detalhada desse jogo projetivo/introjetivo permitiu fazer com que o Inferno sedutor onde S. vivia se tornasse menos infernal, ainda que a atração demoníaca não cessasse.

S. interrompeu a análise numa mudança brusca para outro país, quando tudo indicava ampliação de sua capacidade de pensar. O analista percebeu que a capacidade de sedução dos demônios sobrepujou sua capacidade analítica. S. teria que viver mais tempo (para sempre?) no Inferno, onde certos demônios a faziam sofrer, outros a estimulavam a vingar-se, outros a puniam por isso e outros ainda a enganavam com visões do Paraíso, tanto mais próximo quanto mais sofresse.

Essas legiões infernais atingiram também o analista, que se sentiu no Inferno ao perceber que poderia culpar-se e punir-se por não ter conseguido resgatar S. de seu Inferno. Como dizia Riobaldo, em Guimarães Rosa: "Viver é muito perigoso". Viver na Terra, como analista, também... Para fugir desse Inferno, o analista que não consegue transformar seu Inferno em Terra pode buscar um Paraíso, uma receita ou uma teoria psicanalítica que lhe explique, direitinho, o que fazer e como, sem responsabilizá-lo caso falhe. O número de deuses disponíveis é suficiente para todos os gostos...

Terapia e realidade

O colega psicoterapeuta, futuro analista, chega para uma sessão extra no final da tarde. Mal consegue falar – está aterrorizado, enlouquecendo, não se reconhece. Havia poucas horas, soubera que seu paciente F. se havia matado, pondo fogo às vestes. Era um esquizofrênico – estivera com ele no dia anterior. Após a notícia, continuou suas atividades, como se nada houvesse ocorrido. Dizia para si mesmo que deveria manter-se calmo para poder pensar. Quando parecia estar conseguindo, sentiu um terror imenso, "sem nome", que o levou a gritar, berrar, dar murros na mesa, bater a cabeça na parede (precisava testar que ainda existia). Pegou seu carro e saiu pela estrada, sem rumo. Logo percebeu, assustado, que poderia morrer num acidente! Nesse momento, percebeu com clareza que, frente à morte, a vida não tinha qualquer sentido. Sempre desconfiara disso, mas nunca o vivenciara assim.

Enquanto fala com seu analista, chora, se bate, soluça, se acalma, pensa. Diz que sabe que não errou, que suicídios acontecem, mas esse saber não é suficiente para combater seu desespero. Aos poucos, consegue verbalizar outros medos: o que a família do paciente vai pensar, talvez deva abandonar a profissão, será punido,

60   A LESTE DO ÉDEN: LOUCURA, FEITIÇO E SUICÍDIO

deve ter cometido erros no atendimento. Em seguida, pode falar de F. Tivera sessão dois dias antes: F. estava calmo, quase não falara, sua expressão estava tranquila, angelical. Insistia que tudo estava bem, que não havia ocorrido nada de especial. O terapeuta estranhou tanta tranquilidade, investigou, mas nada encontrou. Lembrou-se de que, quando F. saía, perguntou-lhe (sem entender por que) se estava consultando regularmente seu psiquiatra. Este lhe disse que teria uma consulta logo após a sessão.

Agora o terapeuta sabe que a expressão serena de F. indicava que ele já havia decidido como livrar-se do Inferno psicótico: matando-se (Cassorla, 2000). Do que sabe sobre ele, o profissional imagina que o fogo purificador representaria seu fogo sexual infernal, descontrolado, que, impulso de seu corpo, parecia destruir sua mente.

A vida para F. não fazia sentido – e seu suicídio fez seu terapeuta redescobrir que sua própria vida também não fazia. Tomou consciência de que sua profissão, sua família, seus desejos, sua ambição, seus ódios e amores, tamponavam seu terror pelo desconhecido. Frente a ele, ao desconhecido, nada mais tinha sentido.

Digressão sobre morte

Retomemos o mito do paraíso. Postulamos que o contato com a realidade, o comer o fruto proibido, o perceber o Inferno, o tentar transformá-lo e a expulsão do Paraíso ocorrem *ao mesmo tempo*.

Ao poder pensar, compreender o mundo e transformá-lo, o homem pode arrogantemente sentir-se um pequeno deus. Em seguida, ele tende a abandonar o adjetivo e torna-se Deus. Orgulha-se de seu poder, de seu domínio sobre si mesmo e sobre o mundo, de sua criatividade. Sua vergonha (ao cobrir os genitais) é o primeiro esboço de culpa, de não precisar dos pais originários (Deus) que lhe deram vida. Certamente, em algum momento, desejará que eles desapareçam, que morram, para não ter testemunhas de que, no passado, era totalmente dependente.

Mas esse orgulho estará sempre limitado pelas consequências últimas do pecado original. Ao poder discriminar-se, ao poder simbolizar e pensar, ao perceber que existe outro e si-mesmo, ao desejar que o outro desapareça, morra, o ser humano toma consciência do mais terrível que existe: *de que ele é mortal*. Penso que a expulsão do Paraíso, a consequência máxima do conhecer, é a tomada de consciência de que se vive para a morte, que esta é a única certeza. A punição é a expulsão do Paraíso, e, em última instância, saber da realidade da morte própria. Por isso, o ser humano estará sempre vivendo, de alguma forma, no Inferno (por mais que ele seja transformado).

A psicanálise reduzirá a compreensão das ansiedades terríveis relacionadas à consciência da morte à revivescência de ansiedades arcaicas (Cassorla, 1992a). Talvez essa redução seja uma negação. Ao fechar os olhos para a realidade da morte, real e futura (para além de revivescências), evita-se o impensável. E a psicanálise talvez perca em potência.

A vida, em si, não tem sentido. Essa falta de sentido estimula o ser humano a procurar um sentido. Simbolizar o mundo (tomar distância, pensá-lo e transformá-lo em sua ausência) permite isso. Ideias, sentimentos, conceitos, narrativas, sonhos, teorias, arte, ciência, filosofia, mitos, religião, verdades e mentiras são formas de dar sentido ao mundo e a si mesmo, fetiches que preenchem o vazio.

Se a vida é "uma doença adquirida através do ato sexual e com prognóstico sempre letal" (Dalgalarrondo, 2000), espaço-tempo entre nascimento e morte, ela deixará de ser só doença se cada um encontrar algum sentido, tanto para a vida como para a morte (que faz parte dela).

O suicida não encontrou o sentido, mas precisa desesperadamente dele. Ao buscar o Paraíso imaginário, ao permanecer vivo na mente dos outros, ao imaginar que sua morte mudou o mundo, faz com que sua vida (e sua morte) tenha algum sentido. Portanto, o suicida não quer morrer (o Nada), ele quer apenas dar um sentido a sua vida na morte.

Adendo sobre fetichismo

Ao contrário do que o mito enfatiza, faz mais sentido considerar que a ingestão do fruto proibido fez o homem entrar em contato com o Inferno, ainda que a saída do Paraíso hipotético tenha ocorrido ao mesmo tempo.

Proponho que, no mito (e em certas fantasias humanas), se passa ao largo do Inferno (elementos beta, falta de sentido, terrores de aniquilamento) para evitar sofrimento. Esse "passar ao largo" pode ser compreendido, em psicanálise, como "fazer vista grossa" (Cassorla, 1993), uso de defesas maníacas, reversão de perspectiva, recusa da realidade. Graças a essas defesas, a morte se transformaria em algo bom, em retorno ao Paraíso, não se considerando a certeza de que o Inferno se imporá pouco antes da transformação em Nada.[2]

Minha proposta, neste momento, é considerar que ocorre recusa, denegação, desmentida, desautorização (tradução proposta por Figueiredo, 2003, do alemão *Verleugnung*) do Inferno, da

---

2 Por isso, as mortes humanizadas impõem a necessidade de um outro, com capacidade de *rêverie*, que diminua o impacto do incompreensível aterrorizante (Cassorla, 1998c, 2001).

loucura, da morte. O bebê, quando sai do útero, vai cair no Inferno terrífico. Assim como o futuro fetichista, que não suportará ver o vazio da ausência de pênis, o ser humano se recusará a ver esse Inferno. Isso lhe seria insuportável. O fetichista substituirá a imagem do vazio (do não pênis) por uma imagem anterior ou posterior (partes do corpo, do vestuário) que substituirá o pênis, recusada sua percepção.

O ser humano recusará a percepção do vazio terrífico infernal e ficará com uma imagem, fetichizada, de algo anterior ou posterior: a vida idealizada intrauterina ou a mamada idealizada, anterior ou posterior à queda no Inferno. Esta última visão será desautorizada e substituída pela imagem do Paraíso. O Paraíso será, portanto, o fetiche (palavra derivada de feitiço) que substituirá a percepção dos tormentos infernais. Não mais teremos pavores de morte e de loucura. Ou, se a realidade insistir, os demônios impensáveis retornando, nos defenderemos retornando, em fantasia, à bem-aventurança paradisíaca. Este feitiço será apropriado pela cultura, em crenças, ideologias, religiões e outros fatos que se tornarão encantamentos. O contato permanente com a realidade da morte; sem esse feitiços seria a vida insuportável.

Por outro lado, o ser humano sabe, de alguma forma, que sua percepção da realidade (com ou sem fetiches) está aquém do que ela é. Desejar vida pós-morte pode ser justificado, também, por essas restrições.

5. Em busca do objeto idealizado[1]

O paciente, antes delirante e bastante perturbado, abruptamente se torna tranquilo e sereno. O psicanalista se sente aliviado, como que repousando da brutal carga de projeções que o vinha assustando. O paciente se mantém silencioso por bastante tempo. O analista, preocupado, pergunta. O paciente dá a entender que não quer ser interrompido em suas divagações. O analista se dá conta de que o paciente vive em uma espécie de êxtase, como que em contato com uma verdade transcendente. Sente receio e reverência. Não sabe o que dizer.

O analista se recorda de outros pacientes, e seu receio se transforma em pavor. Sabe que a beatitude do paciente indica que ele tomou *a decisão*: *o suicídio*. Se o analista introduzisse o assunto, o paciente responderia com um sorriso superior, certo de que o analista não poderia compreendê-lo.

---

1 Uma versão anterior deste texto foi publicada originalmente na *Revista Brasileira de Psicanálise, 53*(4), p. 49-65, 2019.

O analista sabe que esse estado protege o paciente dos terrores de aniquilamento. Quando se convence de que o paciente continuará inacessível, o profissional, *conscientemente*, põe sua função analítica nas sombras, fazendo "outra coisa", como chamar o acompanhante, acionar a equipe de saúde etc. O paciente é convidado a participar das decisões, ainda que se mostre superiormente indiferente. Ao mesmo tempo, o analista observa o campo analítico e avalia como suas condutas estão sendo sentidas. Posteriormente, os fatos serão discutidos com o paciente. Isso não ocorreria se ele se matasse. Tenho chamado essas situações de *impasse necessário* (Cassorla, 1998b, 2000).

Alguns analistas poderiam supor que o impasse se deve a deficiências do profissional. Isso pode ocorrer. Cada analista é responsável pela percepção dos recursos e limitações próprios e da psicanálise.

O objeto idealizado

O estado de êxtase do paciente indica identificação com um objeto idealizado. A morte é equacionada a um encontro com Deus, um "outro mundo" sem sofrimento, o corpo materno, a mãe-terra, para onde se retorna como em um parto ao contrário.

A fantasia do paciente suicida é similar à de todo ser humano. É impossível imaginar o Nada. O objeto idealizado o preenche. As diferentes religiões nos prometem a vida pós-morte, o Paraíso, consolando-nos pelos sofrimentos neste "vale das lágrimas".[2]

A religião deve ser diferenciada da função *re-ligação* proposta pela psicanálise. Aquilo que liga ou re-liga é fruto das pulsões

---

2 Da oração católica "Salve Rainha".

libidinais, assim como o que des-liga se refere a pulsões tanáticas. O objeto idealizado é fraudulento. Aparenta ligar, mas na verdade ataca a percepção da realidade e a substitui por uma fachada mentirosa. Um campo de concentração pode ser transformado em um parque de diversões, como se mostra no filme *A vida é bela* (Benigni, 1997).

Os mártires e santos da Igreja católica viveram estados de beatitude durante as penas que antecipavam sua morte. O sofrimento representa punição e/ou purificação. Também iriam para o céu os cruzados que tentavam expulsar os muçulmanos da "Terra Santa". O terrorista islâmico que se explode, matando os "infiéis", viverá todos os prazeres no Paraíso. A busca do objeto idealizado é acompanhada de ódio e vingança, tema que será desenvolvido adiante.

Como sabemos, diante do terror do aniquilamento, os objetos persecutórios são projetados no mundo externo, equacionado ao Inferno. Fantasia-se que mantemos, dentro de nós, os objetos idealizados: o Paraíso. Conseguimos transformar a percepção do Inferno mediante defesas neuróticas, psicóticas e perversas. O suicídio ocorre quando essas defesas fracassam. Haverá que eliminar, concretamente, o aparelho que nos faz tomar consciência do sofrimento.

Quando existe oscilação entre objeto idealizado (Paraíso) e objeto persecutório (Inferno), um ecoa dentro do outro. O trabalho analítico descobre o objeto bom, que não é divino nem diabólico. Pode-se viver na Terra ainda que as assombrações infernais e celestiais assomem.

Portanto, o suicida não quer morrer. Ele quer escapar de um sofrimento insuportável. Propus que a morte/Nada, não representável, é inicialmente equacionada ao terror do aniquilamento. A recusa (Freud, 1927/2014) da tomada de consciência do complexo terror/Nada cria um fetiche. A percepção do Nada terrífico é substituída pela do Paraíso, equacionado a experiências imediatamente anteriores (vida intrauterina) ou posteriores (primeiras mamadas). Esse fetiche será apropriado pela cultura, nas crenças, ideologias, religiões e outros fatos que se tornarão feitiços. O contato permanente com a realidade da morte, sem esses fetiches, deixaria a vida insuportável (Cassorla, 2010).

A maioria dos pacientes com ideias suicidas não manifesta, durante o tratamento, o estado de beatitude descrito antes. Em geral, nos defrontamos com ódio, desespero e desesperança. A fantasia de Paraíso toma a frente pontualmente, logo antes do ato.

Os egípcios facilitavam o percurso dos mortos para sua nova vida com mapas e suprimentos. No fenômeno do *suttee*, na Índia, a viúva se sacrificava na pira funerária do marido para manter a família. Os vassalos, no antigo Japão, eram sepultados com o chefe. Nas Novas Hébridas, a mãe ou outra mulher se matava para cuidar de uma criança morta, no outro mundo. A história de Romeu e Julieta indica situações que acontecem com casais apaixonados. Crianças que tentam o suicídio afirmam que queriam ir para o Céu encontrar a mãe ou os avós mortos (Cassorla, 2017c).

O estudo dos suicídios coletivos confirma as hipóteses sobre a busca do objeto idealizado e aponta outras fantasias que acompanham o ato. No ano 73, os judeus acossados pelos romanos na fortaleza de Massada estão conscientes de sua derrota. Seu chefe argumenta que o suicídio coletivo evitará a perda da liberdade. Nesse dia, matam-se 960 judeus (Minois, 1995). Na década de 1970, Jim Jones convence seus seguidores a se matarem após o assassinato de um senador que os investigava. Morreram 918 pessoas, incluindo 300 crianças. Aqueles que não se mataram foram assassinados.

A seita Heaven's Gate acreditava que seus membros, por serem espiritualmente evoluídos, seriam conduzidos para um mundo melhor numa nave espacial que seguiria um cometa. Levavam dinheiro e moedas para ligações telefônicas. Outro grupo, a Ordem do Templo Solar, escaparia do apocalipse e seria transportado para a estrela Sirius. Em outubro de 1994, na mesma hora, 48 membros se mataram, no Canadá e na Suíça. Outros suicídios grupais, da mesma seita, continuaram até 1997.

A maioria das vítimas de Jim Jones eram afro-americanos pobres. Os fiéis do Templo Solar eram pessoas favorecidas. Não é difícil a inoculação do pensamento fanático (Cassorla, 2019b). Flávio Josefo, o mesmo historiador que relatou o suicídio de Massada, tentou convencer seu grupo ameaçado pelos romanos a não se matar, argumentando que seria um covarde sacrilégio. Adiantava as punições ao corpo, que permaneceria sem sepultura. Seu discurso não foi convincente. Todos se mataram, com exceção dele e de um amigo (Minois, 1995). Suas ideias adiantam os argumentos que a Igreja passaria a adotar.

A questão da coragem ou da covardia permeia a discussão sobre o suicídio. Conhecemos os suicídios altruístas. Em Uganda, velhos se mataram para deixar a pouca comida que havia para as crianças. Pessoas fazem greves de fome e atos autodestrutivos visando a mudanças sociais. Idosos japoneses e no Alasca adiantam sua morte. Atualmente, tem se discutido o suicídio assistido para doentes sem esperança de cura (Cassorla, 2000, 2004, 2017c).

Agressão e vingança

O suicida está, de alguma forma, atacando a sociedade, acusada de não lhe ter dado condições dignas para viver.

Um prisioneiro torturado percebe que as dores se tornam insuportáveis. Sente-se desintegrando. Precisa desesperadamente deixar de sentir, e a eliminação de seu corpo/mente se torna a solução.

Por outro lado, o torturador precisa que sua vítima não morra. Dessa forma, o torturado é cuidado para não morrer. O suicídio ocorre quando o sistema torturador falha. O torturado se livra do sofrimento insuportável, mas também se vinga do torturador. Este poderá fazer desaparecer o corpo, impedindo a família e a sociedade de elaborarem os lutos.

O aspecto agressivo do suicida nos faz compreender a retaliação da sociedade, como se encontra no estudo de diferentes culturas. O corpo do suicida era atacado, desmembrado, excluído de cerimônias fúnebres. As famílias dos suicidas tinham os bens confiscados e também eram punidas. Na antiga Roma, o suicídio de escravos e militares era considerado crime. Os motivos financeiros eram óbvios. O imperador Adriano punia com a morte aqueles que sobreviviam, mostrando a dissociação entre o suicídio e o desejo de morrer. Antigos chineses enviavam membros do exército para o lugar onde se travaria uma batalha. Eles se matavam, e acreditava--se que seus espíritos ajudariam no ataque aos inimigos. O medo de vingança do morto fica evidente (Cassorla, 1999, 2017c).

Com o Iluminismo, o ato suicida passou a ser tolerado e, aos poucos, atribuído a fatores emocionais e mentais, ainda que aspectos condenatórios persistam. Nas emergências dos hospitais, podemos encontrar esses resíduos. Quando a gravidade médica é pequena, a equipe de saúde se torna agressiva. A sobrecarga com o atendimento de pacientes graves, que desejam viver, se torna uma justificativa.

As descargas agressivas do suicida atingem principalmente a família e as pessoas próximas, que se sentem culpadas. Bilhetes deixados pelo morto podem ser dúbios, assinalando o sofrimento e, ao mesmo tempo, acusando o entorno (Dias, 1998). Os familiares podem desenvolver sintomas melancólicos, correndo também risco de morte. Assim como a família deve ser acompanhada, a equipe de saúde que perde um paciente por suicídio deve ser supervisionada. O mesmo deve ocorrer com o psicanalista.

Em algumas culturas, o suicídio é um comportamento aceitável. No antigo Japão, era visto como honroso. Suicídios por vergonha fazem parte dessa mesma cultura e constituem um fator para o ato em estudantes reprovados em exames.

Configurações borderline

Paulo, estudante, 16 anos, se queixava de medos indefinidos e tristeza. Já no início do tratamento, percebi a intensidade do vínculo idealizado que havia formado comigo.

Ao mesmo tempo, Paulo mostrava como se sentia aprisionado, incapaz de relacionar-se com outras pessoas e com o mundo. Essa prisão era atribuída à mãe, aterrorizada com a possibilidade de que ocorresse alguma desgraça com o único filho. Estava proibido de utilizar transporte coletivo e somente podia usar táxis após a mãe anotar a placa do carro. Eram tempos em que não havia celular.

Sentia Paulo debatendo-se entre o desejo de liberar-se do aprisionamento e a culpa pelo sofrimento que estaria causando à mãe. A situação refletia a necessidade de Paulo de agarrar-se a um escudo protetor contra ameaças de aniquilamento. Provavelmente, o mesmo ocorria com a mãe. Dessa forma, constituía-se uma relação fusional, com indiscriminação *self*/objeto, em partes consideráveis da mente de Paulo.

Entretanto, o objeto simbiotizado, inicialmente idealizado, também era vivido como não confiável, tanto pela ameaça de abandono como pela relação mútua intrusiva. Esta me fazia pensar em fantasias incestuosas.

Ao lado da sala de atendimento, separado por um biombo, havia um espaço onde eu guardava livros. Certo dia, após atender meu primeiro paciente, descubro que Paulo havia se escondido naquele espaço e escutado a sessão. O episódio serviu para aprofundarmos o conhecimento de suas fantasias de exclusão/intrusão e sua necessidade desesperada de manter controle sobre o objeto.

Aos poucos, Paulo foi discriminando melhor o que era seu e o que era do objeto, oscilando entre a organização narcísica inicial e o contato com a realidade triangular. Quando iniciou o curso universitário, os sintomas recrudesceram, retomando a confusão. Mantinha a preocupação com a mãe, vivenciada como solitária e doente. As sessões se tornaram pesadas, com medos indefinidos. Indiretamente, Paulo me acusava de tê-lo afastado da mãe, levando-o para um mundo fascinante, mas extremamente perigoso.

Em determinado momento, me disse que a mãe não queria que ele continuasse o tratamento comigo. Fracassei em minhas tentativas de manter o vínculo. Pediu-me o nome de um colega de confiança. Separamo-nos tristemente.

No ano seguinte, Paulo vinha me ver de tempos em tempos. Contava-me suas conquistas e a intensificação dos pavores maternos. Eu o encorajava a discutir os temas com o terapeuta. Aos poucos, suas visitas foram substituídas por longas cartas. Soube que abandonara seu terapeuta por outro, que eu também conhecia. As notícias de Paulo passaram a rarear, até que cessaram.

Aproximadamente dois anos depois, soube que Paulo matara sua mãe e, em seguida, cometera suicídio. Paulo fora para o "outro mundo" junto com sua mãe. Quando encontrei seu terapeuta, me vi tentando consolá-lo enquanto ele repetia: "*Na última sessão, ele disse que havia sonhado com um caixão. Como não percebi?*".

A ideia da morte como o encontro com algo maniacamente idealizado é concordante com as conhecidas observações kleinianas que mostram a idealização como defesa contra a persecutoriedade. Foi Klein (1957) também que chamou a atenção para o fato de que, quando as pulsões destrutivas são muito intensas, idealiza--se a relação com o seio e com a vida intrauterina.

Ao mesmo tempo, o caso de Paulo nos indica claramente o componente filicida (Rascovsky, 1970/1973). O objeto mau internalizado resulta da potencialização de pulsões destrutivas por objetos externos, que são internalizados como objetos tanáticos, filicidas. Paulo mata esse objeto interno ao matar-se, mata também o objeto externo (ambos confundidos), e posso supor que, ao mesmo tempo, os aspectos bons e idealizados de ambos os objetos são reunidos numa fantasia de vida pós-morte.

Durante o trabalho de luto, reli as cartas que Paulo me havia enviado. Ele tem me acompanhado – de alguma forma – em minhas reflexões sobre suicídio e pacientes com configurações *borderline*.

Trata-se de pacientes que não suportam a realidade triangular, vivenciada como traumática, por falta de condições mentais para pensá-la. Defendem-se de ansiedades arcaicas cindindo e projetando seus objetos e partes do *self* em objetos dos quais dependem desesperadamente e que, ao mesmo tempo, sentem intrusivamente ameaçadores. Suas angústias básicas (separação e intrusão) remetem ao terror de não-ser, de não-existência (Cassorla, 2017b).

No entanto, existem outras partes da mente que vivem na realidade triangular. A instabilidade resulta de falhas na introjeção do objeto. A coesão da identidade desses pacientes depende da forma como são vivenciados os objetos externos, dentro dos quais vivem projetivamente. Rey (1994) os descreve como pacientes que vivem numa concha, que têm uma carapaça externa, mas não uma coluna vertebral. Por viverem como parasitas nessa concha, que parece ser emprestada ou roubada, estão constantemente inseguros.

Quando o objeto não se submete a ser um prolongamento do paciente, a carapaça protetora desaparece bruscamente e o paciente vive o terror da não existência. Se não recompuser as defesas, o desespero resultará em um ato suicida. O paciente pode também automutilar-se (*cutting*). A dor e o sangramento provam que ele ainda existe.

Anomia e adolescência

Sociedades em transformação, com perda de referenciais, ausência de coesão social, figuras de identificação confusas etc., tornam seus membros inseguros e ameaçados. Nessas situações, ocorrem os suicídios anômicos, na descrição de Durkheim (1897/1973).[3] As sociedades ocidentais atuais vivem em transformação rápida e permanente, com consequentes situações de anomia. Comumente, o psicanalista se encontra diante de pacientes, principalmente jovens, cuja confusão própria da idade é potencializada pela falta de referenciais sólidos da sociedade.

O banzo dos negros escravizados nos mostra a complexidade das situações estudadas. O negro perde seus referenciais culturais e religiosos, é afastado de sua tribo e sua família, é violentado e torturado. O suicídio inconsciente pode tornar-se manifesto.

Encontramos comportamentos autodestrutivos em muitos grupos indígenas. Entre os índios guarani-kaiowá, de Dourados (MS), a taxa de suicídio é dez vezes maior que na população geral,

---

3 Durkheim descreve três categorias de suicídio: altruísta, egoísta e anômico.

principalmente entre os jovens. Esses índios, como tantos outros, foram expulsos de suas terras, perderam suas fontes religiosas e culturais e vivem na miséria. O envolvimento com álcool e drogas, a falta de oportunidades e a ausência de políticas públicas são considerados fatores para os altos índices de violência (Cassorla, 1990).

É possível que fatores similares influenciem o aumento de comportamentos violentos que vem ocorrendo em todo o mundo ocidental entre os jovens.

Tenho proposto que ideias suicidas fazem parte do processo adolescente "normal". Cerca de um quarto dos jovens já pensou seriamente em se matar ou praticou algum ato autodestrutivo. Os riscos no trânsito e nos esportes também fazem parte de uma espécie de "jogo" em que escapar indene é vivenciado como vitória.

Um estudo minucioso de adolescentes que tentaram suicídio, em geral não graves do ponto de vista médico, mostra que configurações parecidas com as estudadas antes são encontradas durante o processo adolescente "normal" (Cassorla, 1998a, 2017a, 2019b). No entanto, essas configurações não são rígidas, ao contrário do que acontece em pacientes diagnosticados como *borderline*.

Em geral, trata-se de moças que sofrem imensamente quando frustradas por namorado(a)s idealizado(a)s com quem constituíram relações simbióticas. Seu estudo mostra uma sequência de eventos marcados por sentimentos de desespero e desesperança relacionados com ameaças de desestruturação, que podem culminar em um ato suicida. Essas configurações serão estudadas no próximo capítulo.

Narciso e Liríope

Suponho que, no mito, Narciso e sua mãe, Liríope, constituam uma dupla parecida com as que vimos antes, tanto com Paulo/mãe como com adolescentes que tentam matar-se.

Sabemos que a beleza do bebê Narciso preocupou Liríope. Havia o perigo do excesso, condenado pela cultura grega. Tirésias vaticina que Narciso morrerá se se olhar. Proponho que, na verdade, este era o desejo de Liríope: que seu filho não se visse, isto é, que não encontrasse um objeto que lhe permitisse ver si mesmo de forma a constituir mente própria. Liríope deseja manter-se simbiotizada a seu filho. Este se torna inapto para relações triangulares. Os objetos serão tomados como parte de si mesmo.

Narciso desperta paixões que não considera. Em determinado momento, encontra a ninfa Eco, que estava condenada a repetir os últimos sons que ouvia. Era um castigo por distrair Hera, contando-lhe histórias, enquanto o marido, Zeus, a traía com jovens mortais. O castigo de Eco era ser o reflexo do outro. Penso que Eco representa o aspecto narcísico perverso de Zeus, que controla Hera anestesiando sua capacidade de perceber.

Narciso não vê Eco, apenas um reflexo. No entanto, em um tênue momento de acesso à triangularidade, percebe-a como um ser diferente. Sente-se aterrorizado e afirma que prefere morrer a ceder ao amor da ninfa. Dessa forma, retoma a organização narcísica, que já é uma espécie de morte em vida.

Agora Narciso se aproxima de um lago. Olhando para a água, tem certeza de que ali há um belo rapaz, de quem se enamora. Após um jogo de sedução, Narciso se atira na água em busca do amante e morre afogado. Trata-se de um suicídio em que se busca a fusão com o objeto idealizado. Um parto ao contrário.

Nessa situação, encontramos a tríade arrogância, estupidez e curiosidade, descrita por Bion nas personalidades psicóticas (Bion, 1962/1967a) e encontrada também durante as vicissitudes da adolescência "normal" (Cassorla, 2019b).

Em todo ser humano, mais ainda na adolescência, encontramos um Narciso que deseja continuar Narciso; um Narciso transformando-se em Édipo que, assustado com a triangularidade, tenta voltar a ser Narciso; um Édipo que vive na triangularidade, mas sente medo e tem saudades de ser Narciso; um Narciso que anseia por ser Édipo, mas se assusta com isso; e assim por diante. Essas posições oscilam, e isso faz parte da vida.

As configurações se tornam confusas enquanto não há elaboração adequada. Estamos diante do dilema hamletiano: "Ser ou não ser, eis a questão". Não-ser é a morte suicida. Ser é viver na realidade, em que existe frustração, ciúme, inveja, sexo e impulsos assassinos. Não-ser é Narciso. Ser é Édipo. Viver (na triangularidade edípica) ou morrer (o suicídio narcísico), eis a questão.

Lutos e melancolia

Os pacientes melancólicos vivenciam situações parecidas com as do torturado descrito antes, mas com uma importante diferença: eles têm certeza de que seu sofrimento é merecido. Sentem-se perseguidos por um objeto interno sádico e vingativo. Suas relações são predominantemente narcísicas (Freud, 1917/2010b). Os lutos patológicos apresentam-se de forma similar. Componentes genético-constitucionais são importantes nos quadros bipolares.

Um menino de 13 anos atirou contra a cabeça por não suportar fantasias incestuosas obsessivas, inicialmente com a Virgem Maria. Quando, durante a masturbação, a Virgem se transformou em sua mãe, sentiu-se nojento e indigno de continuar vivendo, o que o levou a praticar o ato. Sobreviveu. Chamava-me a atenção a insistência com que me repetia que usara o revólver que estava na gaveta do criado-mudo de seu pai. Ao mesmo tempo que se punia, buscava livrar-se do sofrimento causado por suas obsessões e compulsões, as quais, por sua vez, encobriam terrores arcaicos.

Como vimos, em alguns grupos indígenas, a pessoa que quebra um tabu deita-se na rede e espera a morte, que vem "naturalmente". Todos sabem sua origem. A clínica nos mostra situações parecidas, de morte "natural", em pacientes melancólicos ou que vivenciaram feridas narcísicas terríveis (Cassorla, 2017c).

Alguns suicídios ocorrem na mesma data ou idade em que ocorreu a morte de alguém querido, constituindo o que chamamos *reações de aniversário* (Cassorla, 1986), tema que será discutido adiante.

Nos homicídios precipitados pela vítima (Cassorla, 1998c), esta provoca a própria morte, colocando-se em situações em que sabe que será assassinada. Identificamos essas situações em grupos socialmente vulneráveis, na violência doméstica e em pacientes melancólicos e *borderline*.

Lembremos que, muitas vezes, o suicídio se mescla com os acidentes de trânsito, o uso de álcool e drogas, as automutilações, os transtornos alimentares e as doenças somáticas.

Sérgio tentou matar-se num quarto de hotel, com overdose, e sobreviveu por acaso. Não queria um psiquiatra, certo de que a psicanálise resolveria seu problema. Tentava seduzir-me com o intuito de que eu o aceitasse para análise. Não me foi difícil perceber o grande risco suicida, e a muito custo o convenci a procurar um colega psiquiatra. Este diagnosticou um grave quadro depressivo, com risco suicida, internando-o em um hospital. Iniciamos análise quando teve alta.

Durante o processo, ficou evidente uma organização narcísica que o fizera sentir-se poderoso e lhe permitira obter bastante sucesso profissional. Sua fantasia de onipotência fora abalada ao ter fracassado em negócios arriscados, ao mesmo tempo que a mulher o abandonara, cansada de suas traições. Fugia do contato com a realidade mediante defesas maníacas, como velocidade, uso de bebidas e drogas, contatos sexuais compulsivos e condutas agressivas. Era evidente sua negação da dependência, vista como humilhante. Quando a humilhação, a vergonha e a culpa se tornaram insuportáveis, sentiu-se um fracassado. Por isso, merecia condenar-se à morte.

Metaforicamente, o paciente perseguido, com depressão melancólica, está condenado a viver sua vida no Inferno. No entanto, ele acredita que sua punição não é suficiente. Deve morrer. Poderíamos pensar que o desligamento da vida seria a punição, mas, se essa vida é um inferno, não seria melhor continuar vivo para que o castigo persista? Dessa forma, somos obrigados a retomar a hipótese de que o melancólico, ao escapar de um sofrimento insuportável destruindo seu aparelho de sentir, se imaginaria inconscientemente em um mundo melhor. Quando a decisão é tomada, nos encontramos com o estado de beatitude descrito antes, o que nos remete a um nirvana idealizado.

Fanatismo

Um modelo auxiliar para tentar compreender os terrores de tornar-se Nada (aniquilação) é o do astronauta que sai de uma nave espacial para explorar o espaço. Ele permanece preso à nave por um cordão. Suponhamos que o cordão se rompa. O astronauta passa a flutuar no espaço sideral. Logo, perde a comunicação com a nave. Sente-se desorientado e incapaz de qualquer ação. Sua impotência se transforma em desespero. Nada mais faz sentido. Terrores de aniquilamento antecipam a destruição do si-mesmo. Seu desejo é morrer, escapar desse pavor.

Ampliemos a analogia para fatos sociais. A história nos mostra como grupos humanos, para escapar da vivência de não saber, criam um mundo onde tudo se sabe e se controla. Nesse mundo maniqueísta, sentem-se idealizadamente superiores (os fiéis, os puros, os que têm a Verdade), enquanto os "outros" são os inimigos (os infiéis, hereges, judeus, negros, homossexuais e outros grupos demonizados culturalmente). As cisões e projeções são mais prováveis e intensas quando existe ameaça de desagregação social. Esses grupos são facilmente manipulados por um líder idealizado, geralmente uma personalidade narcísica perversa, que promete mudanças para alcançar o Paraíso na Terra (Cassorla, 2019b), ou, no modelo descrito, que os levará de volta à nave mãe idealizada.

Evidentemente, é necessário eliminar os maus, aqueles que não comungam com a Verdade, e que – projetivamente – desejam destruí-la. Os fiéis defenderão a Verdade para poder continuar no Paraíso. Não percebem, no entanto, que se matou sua humanidade. Isto é, que se está cometendo suicídio dessa condição.

Os adeptos do líder fanático (objeto idealizado) serão aqueles indivíduos frágeis e inseguros que necessitam de um Deus todo-poderoso, o qual supostamente os protegerá. Trata-se de pessoas traumatizadas pelo ambiente e/ou que vivenciaram traumas precoces, configurando organizações narcísicas.

Caso o Paraíso se transforme em totalitarismo, a percepção da crueldade será atacada ou justificada. É imperioso manter a fantasia de objeto idealizado infalível. Por vezes, imagina-se que será melhor viver em um Inferno controlado – um mal menor – do que voltar a sentir-se próximo à não existência.

Existem também aqueles que consideram injusto sacrificar sua humanidade. Lutam para modificar o Inferno. Correm o risco de ser descobertos, torturados e mortos. O suicídio pode ser uma saída.

Finalizando

Como vimos, o comportamento suicida é a expressão de uma personalidade individual, com sua própria constituição, história de desenvolvimento, circunstâncias socioculturais e fantasias sobre a morte. O que ingenuamente se considera a "causa" do ato é apenas o elo final manifesto de uma complexa rede de fatores, muitos dos quais nunca serão identificados.

Freud (1917/2010b) mostra como o melancólico recupera, em fantasia, o objeto perdido, ambivalentemente amado e odiado. A autodestruição revela a necessidade de destruir esse objeto, que o ameaça de dentro. Pouco depois, Freud (1920/2011a) descreve a situação de uma jovem que se joga na linha do trem após ser rejeitada por sua "amante" idealizada. A situação é similar àquelas estudadas antes, quando consideramos os riscos da dessimbiotização na adolescência.

Klein (1934/1970) considera o suicídio uma expressão da pulsão de morte dirigida contra o objeto introjetado. As fantasias suicidas tentam salvar os objetos bons interiorizados e a parte do ego identificada com os objetos bons e destruir a parte do ego identificada com os objetos maus. Dessa forma, o ego pode unir-se aos seus objetos amados.

Rosenfeld (1971/1991) descreve o *narcisismo destrutivo*, em que ocorre uma grande idealização das partes destrutivas do *self*, fazendo o paciente sentir-se onipotente. A fusão *self*/objeto visa evitar a tomada de consciência da alteridade e, consequentemente, da dependência e da inveja. A agressividade em relação ao objeto surge quando a relação triádica é inevitável. A percepção da dependência do analista (assim como dos pais, no passado) faz o paciente preferir morrer, ser não existente, negar o fato de seu nascimento e também destruir seu progresso e seu *insight* analíticos, representantes da criança dentro dele, que ele sente que o analista, enquanto representante dos pais, gerou. Nesse ponto, frequentemente, o paciente quer desistir da análise, porém, mais frequentemente, ele atua de maneira autodestrutiva, destruindo seu sucesso profissional e suas relações pessoais. Alguns se tornam suicidas, e o desejo de morrer, desaparecer no esquecimento, se expressa muito abertamente, sendo a morte idealizada como uma solução para todos os problemas (p. 251).

O estudo dessas organizações tem sido aprofundado por outros autores (Steiner, 1993/1997), constituindo-se nas chamadas *organizações patológicas*. São comparadas à máfia, em que os chefes protegem quem se submete a eles e se vingam em caso contrário. A analogia entre configurações narcísicas, *borderline* e fanáticas se impõe.

Green (1988), aprofundando o estudo da pulsão de morte, propõe o *narcisismo de morte*. A tensão é abolida obliterando-se o desejo do Outro. O nível zero é a morte ou a imortalidade, que são similares. O suicídio resulta do "amor a um deus terrível" (p. 220) – logo, a um objeto idealizado.

Finalizo propondo uma classificação didática das principais fantasias suicidas, inspirado em Palmer (1941) e Menninger (1970):

I. DESEJO DE MATAR:

A) a si mesmo, pelo desejo de:

1. destruir elementos indesejáveis dentro de si:

a) exterminar objetos torturantes, assassinos, incestuosos etc.;

b) eliminar os terrores de aniquilamento;

c) em última instância, eliminar o aparelho de percepção da realidade.

2. magoar e causar sofrimento a outra pessoa.

B) outra pessoa com a qual se identifique.

II. DESEJO DE SER MORTO:

A) para obter punição por:

1. tendências primitivas antissociais e assassinas;

2. fantasias e comportamentos sexuais proibidos.

B) para satisfazer impulsos masoquistas.

III. DESEJO DE MORRER:

A) para reunir-se com pessoa morta;

B) para reunir-se com Deus;

C) para obter expiação ou reparação;

D) para encontrar um lugar idealizado.

6. Simbiose, adolescência e autodestruição

Neste capítulo, retomaremos situações em que o ato suicida ocorre quando o paciente fantasia a ruptura (ou a ameaça de ruptura) de uma relação de fusão com um objeto protetor idealizado. Essa fantasia faz parte das vicissitudes da adolescência.

A turbulência que acompanha o processo adolescente se manifesta de forma peculiar para cada pessoa, da mesma maneira que as ideias sobre a morte e o suicídio. Essas ideias, que podem levar a eventuais atos autodestrutivos, fazem parte do que se considera a "normal anormalidade" (Aberastury & Knobel, 1976) da adolescência. Por vezes, a gravidade médica resultante do ato é mínima e se tem a impressão de que sua função principal é provocar a atenção do entorno. O rótulo de histrionismo pode ser aplicado apressadamente. Outros atos, de maior gravidade médica, indicam que a "anormalidade" não está sendo suportada, tendo que se recorrer – com maior intensidade – a defesas primitivas contra a ameaça de desintegração.

O trabalho com esses jovens com comportamento suicida – geralmente mulheres – nos mostra uma entrega rápida e intensa ao tratamento, como se o jovem se "grudasse" ao terapeuta, vivenciado como idealizado. No entanto, logo que o terapeuta frustra as expectativas fantasiadas do paciente, a idealização é substituída por ataques. Essa oscilação encobre e, ao mesmo tempo, revela ameaças de desestruturação, de não existência, vivenciadas com intensa ansiedade. O "grude", a simbiose, melhor ainda, o parasitismo, encobre e busca unir as partes desse ser ameaçado. Entretanto, em outras partes da mente, o jovem mantém um contato adequado com a realidade.

Um modelo compreensivo útil nos mostra que o jovem está revivendo o desprendimento do objeto primário, fenômeno que faz parte do processo adolescente. Agora, o jovem tem que se separar de sua família para assumir sua identidade adulta. Trata-se de um segundo processo de dessimbiotização, durante o qual se defrontará com várias perdas: dos pais, da infância, da criança que foi, do corpo infantil, da fantasia de bissexualidade. Revivem-se também as vicissitudes edípicas em um corpo capaz de tornar reais as fantasias incestuosas e assassinas.

A intensidade pulsional impele o jovem em direção a objetos que fazem parte da realidade triangular, objetos desejados e ameaçadores ao mesmo tempo. O jovem, na melhor das hipóteses, se funde ao(à) amigo(a), líder ou namorado(a) idealizado(a) (como ocorre normalmente na paixão sexual), mas de uma forma tal que a ruptura da fusão idealizada, ainda que sofrida, é possível de suportar, resultando em desenvolvimento. Faz parte do trabalho adolescente aprender com as perdas, amadurecendo os recursos para lidar com novas experiências, que, por sua vez, fortalecem a capacidade de sonhar, pensar e viver a vida.

O processo adolescente implica, portanto, um penoso trabalho de elaboração de lutos que, se bem-sucedido, transforma o indivíduo em um adulto capaz de viver na alteridade (isto é, separado do outro), aproveitando suas experiências para dar significado às vicissitudes da vida.

Vannucchi (2019), estudando fatores relacionados ao suicídio, nos lembra como os lutos deixam o ego fragilizado, mas, ao mesmo tempo, livre para as futuras identificações. O processo identificatório promove desfusão pulsional por transformar a libido objetal erótica em libido narcísica, ocorrendo dessexualização e liberação da agressividade. Esta se volta para objetos parentais e similares, mas pode voltar-se contra a própria pessoa.

A oscilação entre a necessidade de manter a simbiose (relação dual com o objeto) e o impulso em direção ao outro discriminado (realidade triangular) é acompanhada por alterações de humor, mudanças bruscas entre insegurança e orgulho, sofrimentos e alegrias, manifestações de confusão em relação ao corpo, à agressividade e à sexualidade etc. Em alguns momentos, o jovem poderá sentir-se muito frágil em relação a sua capacidade de viver por si só. Em outros, reativamente, se verá como muito poderoso. Poderá sentir-se também culpado pelas novas conquistas ou por sua sexualidade genital, vivenciando fantasias incestuosas e de derrota dos rivais edípicos. Esses momentos podem ser acompanhados de fantasias suicidas que visam punição, recuperação dos objetos perdidos, eliminação de sofrimentos insuportáveis, pedido de ajuda etc., como já vimos.

A percepção traumática do desprendimento será proporcional às perturbações que ocorreram no início da vida. O bebê que, por fatores constitucionais e ambientais, não pôde constituir um mundo interno suficientemente coeso e confiável sente-se ameaçado de não poder existir sem a fusão com o objeto protetor. Nessa parte da mente – em que a capacidade de simbolização é deficitária –, as dificuldades em dar sentido às experiências emocionais farão com que o jovem não suporte as frustrações e os ataques provindos da realidade triangular. Portanto, acompanhando fantasias edípicas, manifestam-se produtos decorrentes de fantasias primitivas. O adolescente poderá viver momentos ou fases em que se vivenciam medos indefinidos, desespero, desesperança, vazios e descargas em atos e no corpo.

Podemos considerar, portanto, que fantasias suicidas fazem parte do processo "normal" da adolescência (Cassorla, 2009a). Eventualmente, elas poderão ser transformadas em ato, com diferentes graus de intencionalidade.

Identificamos uma "história natural da tentativa de suicídio" nesses jovens, diferente para cada um, mas com elementos comuns (Cassorla, 1985, 1997a). Como vimos, não se sentindo em condições de viver na realidade triangular, o adolescente se simbiotiza ao objeto. Nesse objeto, inicialmente idealizado, projetam-se também as características frágeis e não confiáveis do mundo interno. Por exemplo, uma moça pode supor: "Se esse rapaz me aceita, a mim, tão sem valor, é porque ele tem menos valor ainda", ou "Se ele tem valor, vai terminar me abandonando". A jovem se sente enredada em situações produto de cisões e identificações projetivas que potencializam sua baixa autoestima e ameaças de desestruturação, já que os objetos projetados são reintrojetados como frustrantes e carregados de maldade. Ao mesmo tempo, a paciente vivencia a fantasia de que seus bons objetos são irrecuperáveis.

Como vimos, as tentativas de manter a simbiose e as ameaças a sua ruptura fazem o jovem reviver, também com o analista, defesas primitivas, fantasias edípicas mal elaboradas, terrores de abandono e de sufocamento, estados confusionais. Defesas obsessivas, maníacas e psicopáticas também entram em jogo.

Faz parte da "história natural" uma sequência, não linear, de eventos. Vamos nos deter nas moças, ainda que fatos similares possam ocorrer com rapazes. Frente à ameaça de perda do objeto fusionado, tenta-se uma desesperada reconquista envolvendo sedução, ameaças, chantagens e atos de violência, que podem culminar no ato autodestrutivo. O objeto parasitado costuma ser o namorado, mas pode ser um dos pais ou outra pessoa.

Já assinalamos a possibilidade de que essas jovens se unam a parceiros com características psicopáticas, que intuem as necessidades das jovens e as manipulam, constituindo-se relações sadomasoquistas.

Outros fatos sociais resultam da necessidade de simbiose. A gravidez em adolescentes, supostamente indesejada, parece ser o resultado de atos não pensados. No entanto, pode revelar formas de chantagear o parceiro para mantê-lo controlado. Não raro encontramos a jovem feliz com a gravidez, sentindo-se preenchida por seu bebê, com o qual manterá uma relação simbiótica que pode se prolongar, em fantasia, por toda a vida. O parceiro não será mais necessário. Em certos ambientes, a jovem grávida se sente acolhida, tornada especial. Evidentemente, podem ocorrer abortamentos espontâneos e provocados, agressões entre os parceiros, difamações, uniões precoces que logo serão desfeitas etc., potencializando os conflitos.

Outra forma de suprir a falta é a adesão a grupos religiosos, místicos e/ou ideológicos. Essa busca grupal faz parte do processo adolescente, mas, em jovens perturbados, ela se torna fanática. O adolescente se sujeita, de forma masoquista (sem se dar conta disso), a líderes perversos. Em nossa sociedade, meninos carentes se sentem existentes quando pertencem ou são protegidos por gangues criminosas. Moças se envolvem com bandidos e os ajudam. Grande parte das mulheres presas em penitenciárias traficavam drogas para seus parceiros amorosos. Jovens de países desenvolvidos se juntam a grupos terroristas islâmicos, assim como a outros grupos religiosos e ideológicos – juventude nazista e juventude comunista, por exemplo.

O uso de drogas pode diminuir a ansiedade, fazendo o jovem se sentir em um refúgio narcísico, como que imune aos estímulos da realidade. Outras adicções anestesiantes envolvem jogo, comida, sexo, internet etc.

Por vezes, os jovens se defendem da dependência fusional, criando uma carapaça protetora que os torna, aparentemente, autossuficientes e independentes. Comumente, a intelectualização constitui uma defesa importante. A qualquer momento, as defesas podem desabar, resultando em pânico por ameaça de desagregação.

O contato com o próprio corpo, vivenciado como confuso, possuído por desejos sexuais e agressivos culpógenos, pode fazer com que o adolescente o maltrate masoquisticamente. O corpo pode ser sentido como descontrolado, "forçando" o jovem a ter desejos sexuais vivenciados como incestuosos e confusos em relação à identidade sexual. Fantasias agressivas em relação aos pais podem tornar-se "reais" quando ocorre doença ou morte inesperada de pai ou mãe. O suicídio elimina esse corpo (e o objeto interno), como vimos no menino que alucinava sexo com a mãe (Capítulo 5). O ato suicida pode constituir também uma tentativa de regular a distância em relação aos objetos internos (identificados com o corpo), abandonando-os e atacando-os (Laufer, 1968).

O abuso físico e sexual também se revela fator importante. Quando o abuso sexual ocorre na infância, muitas vezes de forma continuada, o indivíduo somente se dá conta do fato quando atinge a puberdade e entra em contato com a sexualidade genital. Essa percepção lhe traz um sofrimento carregado com culpas intensas. Como o abusador comumente foi pessoa de confiança do abusado, o adolescente tem que se haver com outros lutos. Flechner (2019) relata o caso de uma moça que havia passado por um transplante de coração com fortes ideias suicidas, em que fantasiava eliminar o coração equacionado com um pênis abusador, produto de abuso sexual na infância.

Existem outros fatores que podem contribuir para o desencadeamento dos atos suicidas. O *bullying*, por exemplo, é mais mal tolerado por indivíduos que têm dificuldades em lidar com os fatos da realidade. As redes sociais têm sido um local propício para esse maltrato, mais ainda quando o jovem se expõe devido à necessidade de sentir-se existente. O compartilhamento de falas agressivas e ridicularizantes ou de fotos comprometedoras (como os *nudes*) pode ocorrer como vingança ou simplesmente porque o agressor precisa chamar a atenção. Dessa forma, as relações de violência mútua que – de alguma forma – fazem parte dos testes que os membros dos grupos adolescentes fazem entre si podem tornar-se excessivamente traumáticas. Os ataques a escolas com armas de fogo revelam fatos parecidos, acrescidos da necessidade de salientar-se na "sociedade do espetáculo" (Gerchmann & Antunes, 2019).[1] Jogos como o da Baleia Azul (Bouville & Iucksch, 2017) preenchem a necessidade de um líder idealizado ao qual o jovem se submete, podendo praticar o ato suicida como obediência masoquista. Nesses jogos, o jovem também se sente importante, "vivo", pela suposta admiração do líder e do grupo.[2]

Como vimos, a ideia suicida e a tentativa ocorrem como uma forma desesperada de escapar do sofrimento e voltar a um estado de fusão idealizada primitiva, no "outro mundo" ou de volta ao útero materno. O conteúdo agressivo do ato se manifesta na expulsão da confusão e da persecutoriedade para o ambiente.

---

1 A série de televisão *Thirteen reasons why* descreve parte desses aspectos.
2 O documentário da HBO *Eu te amo. Agora, morra – o caso de Michelle Carter* mostra a complexidade das fantasias. Identificação fusional com personagem de série de TV e necessidade compulsiva de admiração estimulam a indução ao suicídio do namorado, também fusionado.

O jovem, em fantasia, se livra dos objetos maus e se reencontra com o objeto idealizado após a morte. Juntem-se a essas fantasias as decorrentes de sentimentos de culpa (por exemplo, pela sexualidade), necessidade de punição ou mesmo ordálios – jogos com a morte – em que o jovem testa se tem ou não direito de continuar vivo.

A tentativa de suicídio predomina em jovens do sexo feminino (cinco mulheres para cada homem) e não costuma levar à morte. Por serem impulsivas, não são planejadas, ainda que a morte possa ocorrer por meio de aparentes intoxicações acidentais ou acidentes de trânsito, por exemplo.

A preponderância de jovens do sexo feminino não implica que o mesmo processo não ocorra no sexo masculino, e há indícios de que a diferença de prevalência entre os sexos tende a diminuir. Os rapazes costumam reagir de forma diferente das moças, atacando o objeto simbiotizado que se tornou frustrante e decepcionante. Não se suporta que a parceira tenha vida própria. Crimes passionais e violência doméstica resultam da fantasia de estar sendo rejeitado ou traído. Evidentemente, mulheres também podem reagir atacando o objeto sentido como rejeitante e rapazes podem atacar si mesmos.

Ainda que existam variadas hipóteses, sociológicas e psicológicas, que buscam compreender as características diferenciais entre sexos, sua compreensão deixa a desejar (Cassorla, 1985). As conquistas, por parte das mulheres, do respeito a seus direitos, somadas às alterações dos papéis sociais em ambos os sexos, podem contribuir para que fatos sociais traumáticos, antes predominantes em um dos sexos, circulem entre ambos, reduzindo as diferenças.

Como vimos anteriormente, ao contrário das tentativas, os suicídios exitosos ocorrem três vezes mais em homens que em mulheres. Esses suicídios costumam ocorrer em transtornos mais graves. Os homens usam métodos mais violentos, e há indícios de que muitas mulheres evitam meios que possam desfigurar o corpo. Mulheres buscam ajuda em redes de apoio com mais facilidade que homens. Estes são mais solitários e, muitas vezes, se sentem envergonhados por não dar conta de seu sofrimento emocional.

Intensas mudanças têm ocorrido, também, em relação à população dos grupos LGBTQIA+. Às difíceis conquistas contrapõem-se reações preconceituosas. O ataque traumatizante efetuado pelo ambiente, somado aos conflitos pessoais próprios, torna esses indivíduos mais vulneráveis a sofrimento mental. Esse sofrimento é maior na adolescência, quando o jovem se sente confuso em relação ao seu corpo e à sua sexualidade, frente a supostos papéis sexuais esperados.

Quando os aspectos descritos há pouco são muito intensos, ocorrendo violência e atos autoagressivos graves, nos aproximamos das configurações *borderline*, tema que será abordado adiante. No entanto, há que se evitar rotular jovens que estão passando por uma adolescência perturbada e cujos conflitos e defesas poderão diminuir com a idade e/ou com a ajuda do ambiente.

Estudos clínico-epidemiológicos (Cassorla, 1985; Mioto, 1994) mostram que as mães de jovens suicidas haviam passado por vicissitudes similares durante a infância e a adolescência. Estamos frente a identificações transgeracionais. A ligação entre os pais ocorreu quando a mãe era jovem. Essas mães também se ligaram simbioticamente a seus parceiros e a seus bebês, repetindo-se na criança os conflitos vividos por seus pais. Os bebês se sentem confusos frente a essas mães que, ao mesmo tempo, necessitam deles e os sentem como uma carga. A criança pode ser sobrecarregada por ter de cuidar de uma mãe carente e confusionante, sem a qual não poderia sobreviver quando bebê.

Outro fator importante é a frequência de perdas, mortes e comportamentos suicidas na família. Os lutos próprios da adolescência são exacerbados. Pode existir um "ambiente melancólico" ou um "ambiente suicida" estimulando a imitação e a identificação.

A tentativa de suicídio pode proporcionar um alívio, mesmo que momentâneo, das angústias que permeiam as relações. Eventualmente, as culpas poderiam estimular reparações que melhorassem o ambiente familiar. No entanto, o mais comum é que nada ocorra. As famílias não têm condições de perceber seus conflitos e eles acabam sendo exacerbados após a tentativa. Novas tentativas de suicídio costumam ocorrer, por vezes com maior gravidade médica.

O profissional de saúde mental deve aproveitar a situação de crise para intervir. Infelizmente, após a atenção médica emergencial, o paciente raramente busca tratamento, que nem sempre existe de forma adequada. Esses fatos podem contribuir para a cronificação dos conflitos, situações que podem atingir as futuras gerações.

A prevenção primária se faz por todos os meios que proporcionem condições para o desenvolvimento das potencialidades do ser humano, incluindo o autoconhecimento.[3] A prevenção secundária e terciária implica cuidar da saúde emocional de adolescentes que, como pedido de socorro, praticam atos violentos. Eles devem ser compreendidos, não condenados de modo moralista. Há que se preparar professores, policiais, juízes, assistentes sociais, médicos e terapeutas, dando-lhes instrumentos para lidar com essas situações.

---

3 A violência contra as populações desprotegidas se revela com maior intensidade nas mortes, em geral homicídios, que ocorrem principalmente entre jovens. Os fatores externos são, com certeza, preponderantes, e as considerações feitas neste texto não devem obscurecer essa responsabilidade.

7. Configurações *borderline* e narcísicas

Existem controvérsias sobre o uso do termo *borderline* em psiquiatria. Para alguns autores, existiria um espectro, dentro dos chamados transtornos de personalidade – *borderline*, narcisista, antissocial, histriônica –, em que todos teriam uma organização básica similar à descrita no transtorno de personalidade *borderline* (Gabbard, 1998).

O pensamento psicanalítico também necessita de nomeações, símbolos verbais que representam um conjunto de características que se manifestam em conjunção constante, ainda que em forma dinâmica e que, potencialmente, podem modificar-se. O termo "configurações" busca destacar esse dinamismo.

A diferenciação entre os adolescentes descritos no capítulo anterior e aqueles nomeados como *borderline* depende da observação no tempo. Quando, durante o processo adolescente, a busca simbiótica diminui e o jovem é capaz de viver razoavelmente na realidade triangular, exogâmica, concluímos que ocorreu elaboração suficiente para que o jovem retome seu desenvolvimento. Caso essa elaboração não ocorra em forma mais ou menos adequada, estaremos frente a configurações *borderline*, nas quais as defesas se tornaram rígidas. A intensidade dessa rigidez será proporcional à capacidade do paciente de viver (ou não) na realidade triangular. A descrição que se segue, portanto, apenas acentuará características já abordadas no estudo dos jovens que tentaram suicídio.

Como vimos, o paciente (tanto o jovem com adolescência difícil como o paciente em que as defesas se estabilizaram) se apresenta como se vivesse em um vazio, cindido e projetado identificativamente em objetos dos quais depende desesperadamente e que, ao mesmo tempo, sente como intrusivos.

Conforme já assinalado, a coesão de sua identidade depende de como são vivenciados os objetos externos dentro dos quais vive projetivamente. Rey (1994) os descreve como pacientes que vivem em uma concha, que têm carapaça externa, mas não têm coluna vertebral. Ao viverem como parasitas dentro dessa concha, que tomaram ou roubaram do objeto, se sentem constantemente inseguros.

Suas angústias básicas são de separação e intrusão, e elas remetem ao terror de não-ser, de aniquilamento do *self*. No entanto, existem concomitantemente outras partes cindidas que mantêm um contato razoável com a realidade.

Para contrapor-se a essas angústias arcaicas, o paciente se agarra ao objeto (o analista, por exemplo) para evitar tanto separação como intrusão. Movimentos de ataque e aproximação do objeto ocorrem dentro dessa concha. O objeto é, em fantasia, mantido sob controle. No entanto, a concha está sempre sob o risco de desabar.

O analista pode sentir-se constantemente provocado, atacado ou seduzido, mas imobilizado em relação à utilização produtiva desses sentimentos. As provocações do paciente podem dar a impressão de formas de testar a realidade. Como os traumas iniciais ocorreram quando a relação era dual, não se formou um espaço triangular que possibilitasse o pensamento. Por isso, os supostos testes de realidade falham. Forma-se, então, um círculo vicioso: o paciente se sente traumatizado pela realidade porque não tem espaço triangular para pensar e não pode pensar porque sua mente foi traumatizada. Dessa forma, a relação dual é mantida ou se retorna rapidamente a ela. Esta, por sua vez, é instável, ameaçada pelo contato com a realidade etc.

O superego da parte psicótica da personalidade (Bion, 1959) se impõe. Esse superego ataca o ego e avalia a realidade em termos de certo ou errado, substituindo a percepção do que é verdadeiro ou falso. Por exemplo, tudo aquilo que, em fantasia, mantém a relação simbiótica é considerado certo. O contato com a realidade triangular será condenado como errado, assim como errado estará o objeto que não se sujeitou ao parasitismo.

Clinicamente, o paciente se imagina controlando o analista (mas, ao mesmo tempo, inseguro em relação a esse controle), e, a cada frustração real ou imaginária, vive-se o terror de aniquilamento. O objeto será responsabilizado pelo fato e será atacado em forma magoada ou destrutiva e, ao mesmo tempo, seduzido para que a relação simbiótica seja refeita.

A incapacidade de suportar frustração (isto é, contato com a realidade triangular) se manifesta também como raiva e impulsividade (fantasia de ataque ao objeto e descarga de sentimentos insuportáveis), alterações rápidas de humor (correspondentes a mudanças rápidas entre idealização e desvalorização do objeto, com possibilidade de fantasias paranoicas) e instabilidade das relações objetais. O uso de álcool ou drogas, a promiscuidade e o envolvimento com grupos fanáticos e/ou antissociais podem fazer parte dos mecanismos defensivos, da mesma forma que vimos anteriormente com os adolescentes.

A agressividade e a impulsividade podem manifestar-se em atos antissociais e autoagressivos. Entre estes, se encontram as mutilações e os atos suicidas. A dor e o sangramento parecem ser formas de o paciente sentir que "existe" e acalmam o terror da não existência. Essa dor no corpo como que abafa a dor mental.

O componente agressivo e vingativo dos atos suicidas é evidente e costuma ocorrer quando o objeto é vivenciado como abandonante, não compreensivo ou intrusivo. Esse objeto pode ser transferido ao analista. Evidentemente, o profissional de saúde vivencia a instabilidade, o vazio e a violência do paciente, e seu difícil trabalho se assemelha ao do equilibrista. Por mais dedicado e experiente que seja, sabe que, a qualquer momento, o paciente poderá destruir o processo analítico (e destruir-se). Esses pacientes demandam equipes de saúde multiprofissionais, retaguarda hospitalar e flexibilização dos procedimentos analíticos. Essa flexibilização dependerá do referencial teórico e da experiência do profissional. O importante é que o terapeuta seja capaz de observar, avaliar e refletir sobre suas condutas terapêuticas, aprendendo com suas limitações e eventuais falhas, sem que seu eventual superego moralístico o condene a tal ponto que não possa ser criativo e aprender com a experiência.

As características descritivas do transtorno de personalidade *borderline* incluem um padrão global de instabilidade nos relacionamentos interpessoais, na autoimagem e nos afetos, com acentuada impulsividade, começando no início da vida adulta (mas que pode ser identificado já na infância e na adolescência). O Manual Diagnóstico e Estatístico da Associação Americana de Psiquiatria (DSM-V) (APA, 2013) acrescenta outras características: esforços frenéticos para evitar abandonos reais ou imaginários; padrão instável e intenso de relacionamentos interpessoais, alternando extremos de idealização e desvalorização; distúrbio de identidade, com autoimagem persistentemente instável; impulsividade em áreas potencialmente autodestrutivas, como gastos, sexualidade, uso de drogas, bulimia; comportamentos suicidas recorrentes e automutilações; instabilidade afetiva com acentuada reatividade do humor, como episódios intensos de irritabilidade ou ansiedade que duram horas e, mais raramente, alguns dias; sentimentos crônicos de vazio; raiva intensa e dificuldade de controlá-la, podendo levar a brigas e outros atos agressivos; ideação paranoide ou graves sintomas dissociativos transitórios relacionados a estresse.

Um aspecto importante dessas configurações é a chamada *difusão da identidade* (Kernberg, 1995), resultado da fragmentação das representações, o que se manifesta como uma falta de sentido de coerência e consistência próprias e dificuldade de observar e pensar seus sentimentos e comportamentos. Suas relações interpessoais terminam por ser confusas e caóticas, e existe grande dificuldade para colocar-se no lugar do outro. O observador tem a impressão de que está em contato com aspectos diferentes, confusos e contraditórios que tomam a frente, rapidamente, a cada momento. O analista, contratransferencialmente, pode sentir-se perdido, impotente, raivoso, seduzido, confuso, desistente, recrutado por partes da mente do paciente colocadas no campo analítico em forma caótica. Pode não se dar conta, no momento confuso, do ataque a sua função analítica.

Eventualmente, a parte psicótica da personalidade toma a frente, e surgem transformações delirantes que buscam dar sentido aos terrores de desagregação. No entanto, esse sentido estará contaminado por esses terrores. Ilustramos essa situação com uma vinheta (Bronstein, 2009):

> *Uma jovem de 16 anos sentia-se vítima de acusações*
> *que ouvia, provenientes de todos os lados, vozes que,*

em altos brados, diziam saber que ela era "indecente",
"perversa", "má" etc. As acusações surgiram pouco de-
pois de sua primeira relação sexual. A mãe era esqui-
zofrênica, medicada, e as duas moravam juntas, sem
mais ninguém. A jovem declarou saber que a mãe esti-
vera doente na gravidez dela e que os médicos a acon-
selharam a se livrar do bebê. A filha pensara muitas ve-
zes que a mãe a esfaquearia durante a noite e, em certo
momento, quis fugir dela. Contou isso sussurrando,
como se a mãe, que não estava na sala, pudesse ouvi-la.
A paciente se sentia extremamente ansiosa e precisava
se lavar com muita frequência devido ao que sentia ter
sido deixado dentro dela na relação sexual. Lavar-se
compulsivamente não parecia acalmar sua ansiedade,
e ela desenvolveu a ideia de que, para se sentir bem,
precisaria esfaquear-se na barriga. A paciente confir-
mou a interpretação de que pensava haver um bebê
precisando ser morto, ainda que também soubesse que
não poderia estar grávida (p. 285, tradução minha).

Podemos supor que, nessa parte dissociada de sua mente, a jovem estava identificada com um conglomerado bizarro constituído por aspectos de mãe psicótica/bebê mau intrusivo que incluíam impulsos sexuais e agressivos indecentes. O ato autodestrutivo visava matar esse objeto interno que confundia com conteúdos de sua barriga. Em sua fantasia maníaca, imaginava que poderia matar essa parte de si mesma sem morrer.

Configurações narcísicas

Defesas narcísicas são encontradas em todas as organizações que vimos discutindo. Quando elas predominam, nos encontramos frente às chamadas configurações narcísicas.

Freud nomeou neuroses narcísicas aquelas em que a transferência parecia impossível, como as psicoses, a melancolia e a esquizofrenia. Posteriormente, se verificou que existia um outro tipo de transferência, a transferência narcísica. Já nos ocupamos dela quando estudamos a simbiose e as configurações *borderline*. O paciente investe no objeto, mas esse objeto é considerado uma parte de si mesmo.

As personalidades narcísicas estão voltadas para si mesmas. Mostram-se distantes, insensíveis, e têm dificuldades para se colocar no lugar do outro. Podem apresentar-se como grandiosas e superiores aos demais, como ocorre com Narciso no mito. Parecem não precisar de ninguém. No entanto, paradoxalmente, estão sempre em busca de reconhecimento e admiração. Com esse intuito, podem mostrar-se, por vezes, simpáticas e sedutoras, mas a aparente disponibilidade em relação ao outro é superficial e visa, basicamente, provocar seu olhar.

O trabalho com esses pacientes nos faz identificar aspectos da personalidade sentidos como feridos, traumatizados. Há que se afastar do objeto considerado ameaçador, não confiável, que poderia retraumatizar.

Revela-se útil, na clínica, a diferenciação entre o narcisismo libidinal e o narcisismo destrutivo. No primeiro, o investimento do *self* pela pulsão de vida leva a sua idealização e supervalorização. Identificações projetivas e introjetivas onipotentes com objetos ideais ocorrem durante a posição esquizoparanoide. O indivíduo considera que tudo aquilo que é valioso é parte dele ou é controlado por ele. E aquilo que é mau, desprezível, é projetado. Quando, na posição depressiva, ocorre integração entre bom e mau, a autoidealização excessiva é desfeita e se transforma em autoestima adequada. Nas personalidades narcísicas, não ocorre integração adequada e se mantém a autoidealização.

A dificuldade em investir o objeto decorre de decepções e/ou inveja primitivas. O indivíduo se defende intensamente de qualquer sentimento de dependência, pois esse sentimento lhe mostraria sua falta e a necessidade de objetos bons, que pertencem ao outro. Se percebesse essa necessidade, desabaria a autoidealização, e a pessoa reviveria humilhações e decepções primitivas.

Como já vimos, Rosenfeld (1971/1991) retoma a ideia freudiana de pulsão de morte e propõe que esta também pode voltar-se contra o próprio *self*. Lembremos que a função autodestrutiva da pulsão de morte se opõe à função libidinal de Eros e que ambas as pulsões estão fusionadas. No narcisismo destrutivo, ocorreria uma fusão patológica entre as pulsões de vida e de morte, esta última tomando a frente.

A predominância da pulsão de morte impele a uma idealização das partes más do *self*. Aquilo que poderia ser autoestima e orgulho (investimento libidinal do *self*) é substituído pela valorização da destrutividade e do ataque arrogante à vida. As partes más do *self* se organizam em uma estrutura, similar à máfia, que controla o *self* e submete, de forma perversa, as partes boas.

Essas configurações se manifestam mediante um ataque invejoso constante a tudo aquilo que é vivenciado como bom no objeto externo, no objeto interno e em outras partes do *self*. Quando se percebe que o objeto tem vida própria, ele é atacado invejosamente, isto é, desvalorizado e rebaixado. As aparentes indiferença e insensibilidade em relação ao objeto escondem/revelam a ferida narcísica resultante da incipiente percepção de que se necessita do outro. O muro narcísico, que impede a relação, passa a sensação de uma couraça ou "pele grossa". Quando essa indiferença não pode ser mantida, a destrutividade se manifesta, por vezes de forma perversa. Nessas situações, busca-se controlar o objeto – evidentemente invejado – por meio de seduções, chantagens e ameaças.

A desvalorização invejosa do outro justifica a retomada do retraimento para o *self* idealizado. Nesse modelo, constata-se que o retraimento narcísico é uma defesa contra a inveja. Outras vezes, a "pele grossa" desaba, e o indivíduo se mostra altamente vulnerável e sensível a frustrações ("pele fina"). Humilhado e destruído, veste novamente a pele grossa. No entanto, continua tramando vinganças ressentidas.

Não raro, os aspectos narcísicos se mantêm escondidos, e, em outras partes do funcionamento mental, o indivíduo aparenta ter boas relações interpessoais. Sua vitalidade pode fazer com que se cerque de pessoas que buscam um líder. No entanto, as partes destrutivas se manifestam na impossibilidade de conter a inveja do objeto (e de si mesmo), que é atacado sutil ou manifestamente. Sua estrutura mafiosa interna termina por ser externalizada. O funcionamento mafioso envolve controle, sedução perversa e fidelidade absoluta, que, se traída, é desumanamente punida, inclusive com a morte.

Quanto maior a predominância dos aspectos destrutivos, mais aumenta a possibilidade de que o objeto (o analista, por exemplo) seja atacado e destruído. Quando o indivíduo percebe que depende de alguém, prefere morrer, deixar de existir, ignorando que nasceu graças a outras pessoas e destruindo o que conseguiu com os demais. O paciente age de forma autodestrutiva nos relacionamentos e em outras áreas de sua vida. A análise pode ser interrompida.

Nesses momentos, a fantasia e o ato suicida podem manifestar-se. A morte é idealizada como solução para tudo. Os aspectos destrutivos triunfam sobre a vida e a criatividade. No entanto, como vimos, o paciente tem a fantasia de que recuperará os objetos idealizados após a morte.

O narcisismo destrutivo de Rosenfeld pode ser complementado pelas ideias de Green (1988). Esse autor propõe que a meta essencial das pulsões de vida é a função objetalizante. Além de criar relações com os objetos, a função objetalizante tem a capacidade de investir significativamente todas as atividades psíquicas, incluindo o próprio investimento. Por outro lado, a meta da pulsão de morte é realizar ao máximo a função desobjetalizante, por meio do desligamento. Dessa forma, a manifestação essencial da destrutividade da pulsão de morte é o desinvestimento.

No narcisimo negativo, ou narcisismo de morte, haveria uma aspiração ao nível zero, expressando uma função desobjetalizante que, além de recair sobre objetos e seus substitutos, ataca o próprio processo desobjetalizante.

Essas ideias também lançam luz sobre sentimentos de desvitalização, terrores de não existir, angústias impensáveis e sentimento de morte psíquica que encontramos em depressões graves, patologias *borderline*, anorexia mental, doenças psicossomáticas e outras situações graves que podem levar ao suicídio.

Se Rosenfeld nos mostra, predominantemente, a turbulência decorrente da fusão patológica das pulsões, Green nos apresenta a pulsão de morte, quase desfusionada, minando de forma silenciosa a atividade psíquica e a vida. A desesperança, um caminhar em direção ao zero, ao nada, parece similar às fantasias suicidas de uma vida paradisíaca, na qual não existem necessidades nem desejos insatisfeitos. O Tudo termina por ser similar ao Nada.

Como vimos, configurações *borderline* podem coexistir com mecanismos narcísicos. Naquelas, o paciente busca simbiotizar-se ao objeto porque não sente que tenha uma estrutura mental coesa que lhe permita viver sem estar ameaçado de aniquilamento. Nas configurações narcísicas, o paciente investe seu *self* idealizado, que é projetado no objeto, com o qual também se encontra fusionado, para não depender dele. Quando a fantasia fusional é ameaçada de ser desfeita, o objeto é atacado e desvalorizado. Como vimos, pode ocorrer que organizações narcísicas destrutivas e *borderline* coexistam, como será visto na situação clínica discutida a seguir.

Em ambas as situações, o ato suicida pode ocorrer quando o indivíduo entra em contato com os terrores de não ser, de aniquilação, que se manifestam quando o objeto é sentido como não continente, decepcionante, intrusivo e/ou invejosamente necessário.[1]

Em seguida, será discutida uma situação em que coexistem várias configurações, incluindo a *borderline* e a narcísica.

Uma situação clínica

Esta descrição faz uso de um texto de Bateman (1998) discutido em Cassorla (2012).

Jane, 37 anos, havia procurado análise após uma grande decepção por ter sido mandada embora de seu emprego. Passara toda a vida tentando esconder seu sentimento de inferioridade. Sentia que a qualquer momento seria descoberto que, na verdade, ela era uma fraude e nada do que conseguira em sua vida era real.

---

1 Situações desse tipo podem ser encontradas nos capítulos anteriores (paciente B, Capítulo 4; Paulo e Sérgio, Capítulo 5) e também no Capítulo 9.

Não se sentia atraente nem capaz de inspirar afeto, mas mostrava muita falsa vivacidade em seus relacionamentos. Nunca tivera uma relação sexual. Sua vida se resumia a sobreviver e não ser descoberta. Parecia caminhar através de um campo de batalha minado, onde poderiam ocorrer explosões à menor vibração.

Seu pai era sentido como frio e dominador, e sua frase favorita era "controle-se, garota". Sua mãe era uma mulher muito queixosa, e Jane mantinha com ela uma relação de dependência mútua. Era sua confidente, e esta lhe dizia que não se matava graças a seu apoio. Seu medo de que ela cometesse suicídio fizera Jane reduzir seu contato com o mundo.

Atribuía seu sofrimento atual à perda do trabalho e à rejeição de seus colegas. Não mostrava raiva, mas desolação e um intenso sentimento de vazio. Logo se percebeu que se comportara no trabalho exigindo reasseguramentos constantes e atazanando seus colegas com suas questões e demandas. O mesmo ela fazia com seu analista, sempre perguntando se estava fazendo a "coisa certa". Este também se sentia irritado e, contratransferencialmente, percebia como ela evitava entrar em contato consigo mesma. Quando isso era interpretado, Jane se desculpava por fazer "sempre a coisa errada". Em seguida, tentava mostrar ao analista como sofria nas mãos dos outros. Este imaginava que Jane repetia, com ele, aspectos de sua relação com a mãe. Por mais que ela cuidasse, nada mudava no estado de mente da mãe. O analista tinha que se observar para não cair nesse recrutamento, por exemplo, buscando não gastar muito tempo com suas frequentes chamadas telefônicas entre as sessões.

Após dois anos de análise, antes de um período de férias, o analista interpreta os sentimentos de abandono que ela sentiria. A paciente acusa o analista de ser egoísta, por não aguardar as férias dela para tirar suas próprias.

Na volta das férias, Jane se mostra agressiva, arrogante e desdenhosa, e afirma que não sentiu a menor falta do analista. Este supõe que, nesse momento, a defesa "pele fina" foi substituída por "pele grossa". Poucas sessões depois, no entanto, Jane retoma suas queixas autopiedosas.

À medida que o tratamento avança, o analista percebe que seus sentimentos predominantes eram de pena de Jane. Havia uma certa preocupação com suicídio, mas intervenções nessa área não eram aceitas. Aos poucos, Jane vai ficando cada vez mais desesperada e assustadora. Oscilações entre organizações "pele fina" (quando a paciente se sente frágil, vulnerável e muito sensível) e "pele grossa" (quando se sente superior e agressiva) se tornam mais frequentes. O analista vai se sentindo cada vez mais impotente, incapaz de fazer seu trabalho. Passa a desejar que Jane falte e pense se não seria melhor que ela interrompesse a análise.

Como vemos, durante o processo analítico, tomam a frente aspectos variados e contraditórios, como fragilidade, autopiedade, sedução, cobranças, ataques, imobilidade etc. A oscilação rápida atinge o profissional. Este consegue, com dificuldades, manter sua função analítica. Até esse momento, tem uma percepção razoável do que está acontecendo no campo analítico.

Em determinada sessão, quando o analista se sente impotente e exasperado com os mecanismos resistênciais de Jane, interpreta que Jane sentia ter derrotado a análise, triunfado sobre a capacidade do analista de ajudá-la, e que seu desejo era que o analista ficasse paralisado enquanto ela, aos poucos, cometia suicídio. Diz-lhe que ela não sabia se queria apagá-lo de sua mente e não voltar mais ou se queria provocá-lo a dispensá-la, de maneira a poder continuar tendo pena de si mesma.

Depois de uma resposta arrogante de Jane e mais uma colocação do mesmo tipo do analista, Jane abandona a sala de análise sem dizer uma palavra. Após alguns minutos, o analista sai em busca de Jane, mas ela já foi embora.

A situação descrita mostra como, com esses pacientes, a qualidade e a intensidade das identificações projetivas caóticas tornam o processo analítico confuso e turbulento. A comunicação revela mais descargas que pensamento, e essas descargas atingem o analista de tal forma que o uso de seus sentimentos contratransferenciais se torna perturbado.

O analista se sente constrangido e culpado pelo que acaba de ocorrer e sabe que sua interpretação continha aspectos agressivos retaliatórios. Evidentemente, sente receio de que Jane reaja com atos autoagressivos.

Para surpresa do analista, na sessão seguinte Jane retorna mais calma, e é possível conversar e dar significado ao que aconteceu.

O estudo minucioso dos fatos mostrou que *antes* da situação traumática descrita, analista e paciente haviam constituído uma relação dual, sadomasoquista, alternando com idealização mútua, sem que o analista se desse conta suficientemente desse fato. Ele percebera a esterilidade do processo, mas não havia se dado conta de que suas intervenções estavam pautadas, inconscientemente, no medo de que Jane se matasse. Esse dar-se conta permitiu que o analista retomasse a potência de sua função analítica.

Situações desse tipo são comuns com pacientes *borderline* e narcisistas. Na primeira fase, paciente e analista constituem uma relação dual, oscilando entre "pele fina" e "pele grossa", mas sem se darem conta de modo suficiente do que está ocorrendo. Essas situações simbióticas são nomeadas como *enactment* crônico (Cassorla, 2008, 2012, 2017c).

Quando o analista aparentemente "perde a cabeça", desfaz-se a relação dual. O analista não mais se comporta da forma como a paciente o havia recrutado. A dupla entra em contato, de forma traumática, com a separação *self*/objeto, com a realidade triangular. O desfazimento abrupto da relação dual é chamado de *enactment* agudo.

No entanto, tudo está preparado para que se retome a relação dual. O analista se sente culpado e sai à procura de Jane. Iria pedir-lhe desculpas? Posteriormente, ficará claro para o analista seu pavor de que Jane se matasse e ele se sentisse responsável por defrontá-la com a realidade triangular.

O *enactment* agudo se revela útil caso existam condições para uma discussão cuidadosa, entre os membros da dupla analítica, sobre o que ocorreu no momento da explosão e o que vinha ocorrendo antes. Abre-se caminho para o pensamento simbólico que ocorre na realidade triangular.[2] Revendo o material, o analista perceberá que, em vários momentos, havia tentado mostrar fatores relacionados à esterilidade da dupla e à não discriminação entre ambos, como ocorrera antes das férias. No entanto, essa percepção fazia com que Jane se sentisse caindo em um "buraco negro", em suas palavras.

Como vimos, após o *enactment* agudo, o analista se deu conta de que o conluio dual (que incluía autopiedade e intervenções reasseguradoras) escondia seu medo de que Jane se matasse. Percebeu seu "ponto cego". Seu desejo de que ela fosse embora correspondia à fantasia suicida projetada nele.

O analista pensará, posteriormente, que o suicídio potencial crônico da mãe controlava toda a família, e Jane se autossacrificava cuidando para que sua mãe não se matasse. O analista havia sido recrutado para algo similar.

---

2 Durante o *enactment* crônico, ocorre transformação inconsciente da rede simbólica.

Percebe-se que o paciente troca de pele (de fina para grossa) frente ao risco de perda da relação fusional. Essa ameaça pode decorrer tanto das interpretações do analista como de fatos extraverbais que fazem parte do complexo transferência/contratransferência. Esses momentos são cruciais. O paciente pode não suportar a situação, descarregando-a em atos agressivos e suicidas. Ou, como resultado do trabalho analítico anterior e atual, os traumas podem ser contidos e significados, abrindo-se espaço para o desenvolvimento da capacidade de pensar.

As situações descritas podem ocorrer no tratamento desses pacientes, aproveitando-se sua percepção para o desenvolvimento do processo analítico. Mas, comumente, o acesso à realidade triangular é desfeito e as descargas são retomadas. O analista sabe que terá que continuar a difícil tarefa de análise com o paciente utilizando todas as armas possíveis para manter suas defesas, que, em última instância, permitem que ele se sinta algo vivo, ainda que essa sobrevivência esteja constantemente ameaçada.

Em outro momento da análise, Jane traz um sonho noturno, misto de descargas traumáticas com componentes simbólicos, em que suas fantasias suicidas se tornam evidentes e dão pistas ao analista para sua compreensão. Na mesma sessão, Jane tira uma faca de sua bolsa e desfere golpes contra seus pulsos e a palma da mão, sangrando.

O analista faz uma tentativa desajeitada de interpretação, e Jane lhe diz para "cair fora". Assustado, o analista lhe diz que, se ela não largar a faca, ele se sentirá incapaz de pensar em como ajudá-la. Jane pula do divã, gritando que fará o que quiser. Anda pela sala e não aceita a sugestão do analista de que se sente e possam pensar juntos.

Jane aponta a faca para o analista. Ele lhe diz que está com medo de que ela o ataque e de que se destrua. Jane termina por entregar a faca, e o analista passa o restante da sessão tentando persuadir Jane a internar-se, o que ela acaba aceitando. O analista nos conta que, nessa sessão, quanto mais aterrorizado ele ficava, mais Jane tentava reassegurá-lo. E, quanto mais ele se mantinha calmo, mais aterrorizada Jane ficava.

Revendo a situação, o analista percebe que somente quando insistiu na internação se sentiu livre do recrutamento da paciente, sentindo que estava pensando claramente. Isso nos mostra como a relação dual havia sido retomada, agora em forma sadomasoquista. Ela se desfez mediante outro *enactment* agudo que envolveu a dupla em ameaças e possibilidade de separação.

O ato com a faca visava controlar o objeto, fazer com que ele retomasse a paralisia decorrente do medo de que ela se matasse. Possivelmente, foi fruto das interpretações do analista de suas fantasias suicidas. Jane preferia mantê-las sem significado, passíveis de atuação, a pensar nos fatores subjacentes.

A análise continuou com Jane internada. Após a internação, ela revelou capacidade embrionária de levar em conta o que havia ocorrido e passou a reconhecer a importância da análise.

As atitudes e interpretações do analista aqui descritas nos mostram como os processos analíticos com esses pacientes são diferentes dos da psicanálise clássica. O analista envolve-se profundamente com seu paciente, tem que manejar sua impulsividade e suas descargas e estar atento para seus sentimentos contratransferenciais, que terminam por ser seu mais poderoso instrumento para entrar em contato com o que está ocorrendo no campo analítico. Tampouco pode deixar de lado sua criatividade, testada por meio de ensaio e erro, quando percebe que sua forma de trabalhar não está sendo suficiente.

As configurações *borderline* se apresentam de formas variadas. Suas manifestações podem ser mais ou menos graves do ponto de vista da impulsividade e dos atos antissociais e autodestrutivos. Os mais graves demandam equipes especializadas, suporte adequado para emergências, agressões, autodestruição, uso compulsivo de álcool e drogas etc.[3]

---

3 Para o leitor que desejar um aprofundamento na compreensão e no difícil manejo das configurações *borderline*, recomendo os textos de Kernberg (1995), Figueiredo (2003) e Schestatsky (2005). E recomendo Lewkowicz (2005) quanto aos pacientes predominantemente narcisistas. Em Gabbard (1998) se encontra um aprofundado estudo dos transtornos de personalidade sob o vértice da psiquiatria dinâmica.

8. O tempo, a morte e as reações de aniversário

A consciência da passagem do tempo faz o ser humano defrontar-se com a realidade de sua finitude. Essa consciência pode levá-lo a utilizar o tempo com sabedoria, de maneira a realizar-se como ser humano que lida com a realidade da morte de forma suficientemente tranquila. Mas nem sempre isso é possível, não só pelos déficits e conflitos internos inconscientes, que igualam a morte à desintegração e à loucura, como também pelas dificuldades que o ambiente vital proporciona. Lembremos que tudo se inicia em um bebezinho frágil, que mal pode se desprender da figura materna ou substituta, e cujo nascimento psicológico malconduzido (usando uma metáfora de Tustin, 1984) o fará defender-se das percepções da realidade traumática de várias formas, que envolvem desde configurações psicóticas autistas até atuações maníacas, passando pelo espectro de defesas psicóticas, perversas e neuróticas.

Outras vezes, o indivíduo passa a viver negando a existência do tempo cronológico. Teremos quadros patológicos afins com a psicose ou francamente psicóticos. Em continuidade a aspectos primitivos da mente, o tempo pode ser vivido como circular – isto é, tudo retorna como em um carrossel (Meltzer, 1975). Outras defesas culturalmente aceitas visualizam uma alma imortal, a existência continuando por um tempo infinito.

Pode ocorrer uma negação em que o tempo é vivido como se não passasse ou como se escoasse tão lentamente que a morte estaria muito, muito distante. É uma defesa comum e, possivelmente, adequada, já que seria impossível viver – o tempo todo – conscientes de nossa própria morte sem que terror e desespero nos invadissem.

No entanto, todos nós nos defrontaremos, queiramos ou não, neguemos ou não, com a realidade da passagem do tempo e com a proximidade da morte. Isso ocorre com mais frequência em algumas fases da vida, como na adolescência, momento em que o jovem percebe claramente que pode perder seus pais. A sua própria morte ainda é sentida como muito distante, mas já é difícil de ser negada. Na meia-idade e na velhice, é mais complicado manter-se a negação, se bem que não é raro que, em conluio com fatores sociais, utilizem-se mecanismos maníacos que vão desde as cirurgias plásticas até a promiscuidade sexual, num desespero para "aproveitar" os momentos que faltam. A inveja dos mais jovens – que continuarão vivos – estimula o "filicídio" (Rascovsky, 1970/1973), em que se impede que a juventude ocupe o espaço que lhe é destinado.

A fantasia de que os filhos são os rivais, que matarão os pais para ocupar o seu lugar, é encontrada em todas as mitologias – e, evidentemente, em nosso inconsciente. Mais rica, em nosso caso, que o conhecido mito de Édipo parece-me ser a percepção das vicissitudes do titã Cronos, que castra seu pai, Urano, mas depois tem de comer todos os seus filhos para que não o matem.

A transposição da figura de Cronos para o Tempo, como vingador, que impede que os filhos sobrevivam, mas que acaba também sendo vítima deles – porque também o Tempo (e este mundo) terá fim – vincula-se a nossas fantasias inconscientes.

Para os psicanalistas, não existe noção de tempo no inconsciente – presente, passado e futuro não se diferenciam –, assim como não existem contradições. Mas existe um fenômeno, ligado aos processos de luto, em que processos inconscientes, eliciados por fatores temporais, fazem com que o indivíduo reviva, no presente, situações passadas, mas deformadas e mascaradas. Isso nos obriga a supor a existência de um sentido de tempo, tempo cronológico, no ego inconsciente. A esse fenômeno chamamos "reações de aniversário" (Cassorla, 1982, 1986).

Exemplos explicarão melhor o que são "reações de aniversário". Um paciente sofreu enfarte do miocárdio em 17 de fevereiro, aos 33 anos de idade, e havia tido outro aos 22 anos, aproximadamente na mesma data. Estudando-se o caso, descobre-se que, quando o paciente tinha 18 anos, um amigo íntimo havia falecido na mesma data – 17 de fevereiro – em um acidente de automóvel. As circunstâncias estimularam que o paciente se sentisse culpado, perseguido e responsável pelo que ocorrera. Durante o tratamento, identificaram-se fantasias inconscientes comuns em processos de luto, como ambivalência em relação ao amigo e a culpa por ter sobrevivido.

Trata-se de uma situação típica de luto patológico, inicialmente estudada por Freud (1917/2010b) e aprofundada por seus seguidores. Como já vimos anteriormente, o morto se enfia (é inconscientemente introjetado) no sobrevivente, e a ambivalência amor-ódio fará com que o morto possa tornar-se persecutório, vingador. Em casos extremos, essa identificação conduz ao suicídio – por vezes imitando-se, de maneira deformada, a forma de morrer.

Nas reações de aniversário, suponho que o luto aparentemente foi elaborado, mas aspectos persecutórios persistiram encistados em uma parte da mente, sem que os sintomas melancólicos se manifestem. No entanto, esses aspectos são ativados quando ocorre uma data, uma idade ou outras situações temporais. Sua manifestação ocorre em forma de sintomas ou como conteúdos deslocados e condensados. O indivíduo não sabe, conscientemente, que seus sintomas e suas reações têm relação com o fenômeno temporal.

As reações de aniversário podem manifestar-se por meio de incômodos leves, como uma sensação de mal-estar, ansiedade, tristeza, irritação. Outras vezes, encontramos sintomas graves nas esferas psicossomática, mental e social. Foram descritos, entre outros, crises hipertensivas, cólicas renais, retocolites ulcerativas, urticárias e outras doenças da pele, oclusões coronarianas, alterações oftálmicas, abortamentos, psicoses, reações neuróticas, suicídios e tentativas de suicídio, atos antissociais etc. A relação com o fator tempo será descoberta quando os conteúdos inconscientes se manifestam, como ocorre em tratamentos psicoterápicos. Evidentemente, o profissional deve considerar também a possibilidade de coincidências.

Vejamos mais exemplos. Maria vai à consulta com o clínico geral porque está angustiada e chorando muito há aproximadamente um mês e não tem a menor ideia do motivo. Sua relação com o marido e os filhos é boa, a família toda procura apoiá-la, mas não sabe o que fazer. A médica, intuitiva, permite que Maria fale e exponha seus sentimentos. De repente, vem uma lembrança a sua mente. Era mocinha e tinha ido dar banho em três sobrinhas em um riacho. A menor completaria 2 anos de idade dali a um mês. Na confusão do banho, essa menina afundou e foi levada pela correnteza, morrendo afogada. O fato é rememorado com muita emoção.

Em seguida, espontaneamente, Maria conta que tem três filhas, e a terceira acaba de completar 2 anos, na véspera da consulta. A médica mostra a Maria a coincidência da idade da sobrinha e da recém-completada pela filha. Maria surpreende-se e, emocionada, detalha seus sentimentos de culpa e desespero em relação ao episódio com a sobrinha.

Maria vivia um complexo processo de identificação entre sua filha e sua sobrinha. Seus sintomas haviam se iniciado exatamente um mês antes do aniversário da filha, a mesma situação temporal da morte da sobrinha. O momento eliciou lembranças, medos e culpas inconscientes que se articularam à rede simbólica do pensamento com a ajuda da médica.

Outra paciente, em análise, conta que no dia anterior fora dirigindo a outra cidade. No retorno, na estrada, passou a sentir-se mal, como que desfalecendo. Ficou muito assustada, imaginando que estaria tendo um ataque cardíaco ou algo similar e que poderia morrer. Parou o carro em um posto de gasolina onde havia uma lanchonete. Nesse momento, pensou na hipótese de que poderia estar com a glicemia baixa, por não ter se alimentado corretamente. Pediu um iogurte e, enquanto o sorvia, foi se sentindo mais calma. De repente, se sentiu curiosa em relação à validade do produto. Examinando a embalagem, descobriu que o prazo se encerrava justamente naquele dia, 20 de maio. Então, abruptamente, lembrou-se de que sua mãe falecera justamente no dia 20 de maio, dez anos antes. Durante a sessão, lhe ficou claro que sua viagem estava relacionada a uma longínqua lembrança de infância, quando sua mãe a levava para aquela cidade para comprarem roupas de inverno. O aconchego das roupas e a alimentação láctea se revelavam muito próximas, simbolicamente, do objeto materno perdido.

Outro paciente procurou atendimento psiquiátrico em uma instituição pública porque não conseguia parar de chorar. Seu cachorrinho havia sido atropelado. Não compreendia por que essa morte o teria abalado tanto. Não era tão "ligado" ao animal e já vivenciara outras perdas antes, sem tanto sofrimento. Entre elas, a morte de seu filho, na infância, de uma doença hematológica grave, fazia muito tempo. Não conseguia relacionar seu estado emocional atual com essa ou qualquer outra perda. O psiquiatra o ouvia, cuidadosamente, acompanhando sua fala. Em determinado momento, o paciente lembrou-se da data do exame de sangue que havia confirmado a doença do filho. Era a mesma data da morte do cachorrinho. Durante o rápido processo terapêutico – em que o psiquiatra lhe mostrou a associação escondida –, o profissional formulou a hipótese (para si mesmo) de que o paciente, de alguma forma, havia contribuído para a morte do animal, não cuidando dele adequadamente. Sentimentos em relação aos demais processos de luto seriam investigados posteriormente em um tratamento psicoterápico.

Outra situação: a paciente, em análise, estranha ter resolvido submeter-se a uma cirurgia estética que nunca havia considerado, justamente naquele momento. Durante a sessão, percebe que está com muito medo de morrer, de ser anestesiada e não acordar. A dupla analítica não consegue compreender o que está ocorrendo para além do manifesto. Após a cirurgia, a paciente se mostra triunfante por ter sobrevivido e, aos poucos, se descobre que ela estava para completar 50 anos de idade, justamente a idade em que sua mãe morrera. Lembra-se de que sua avó morrera durante uma cirurgia. Somente então se lembra de algo que sempre lhe vinha à mente: que não poderia viver mais que sua mãe. Pouco tempo depois, a paciente descobriu, surpresa, que havia escolhido a mesma equipe cirúrgica que antes havia operado uma pessoa conhecida. Esta morrera pouco tempo depois, e a paciente ouvira boatos sobre um possível erro médico.

As situações descritas ilustram como o sonho de vigília (Cassorla, 2017a) serve para esconder/revelar fantasias conectadas a perdas traumáticas, que se manifestam eliciadas pelas situações temporais.

Nos trabalhos citados (Cassorla, 1982, 1986), apresentamos outras situações similares, que incluem suicídios e tentativas de suicídio, reações em datas de abortamentos ou na data provável do parto do bebê perdido, sintomas e mortes quando se atinge a idade da pessoa morta, situações similares quando os filhos do paciente atingem a idade em que o pai ou a mãe do paciente morreu (em que o papel parental do paciente é identificado com o dos pais) etc.

Yvonne de Gaulle, viúva de Charles de Gaulle, morreu num dia 8 de novembro. As notícias destacavam que Yvonne havia confessado a seus filhos que desejava morrer no mesmo dia, 9 de novembro, em que seu marido morrera, nove anos antes. Impõe-se a fantasia de reencontro após a morte.

Após o suicídio da atriz Jean Seberg, soube-se que, anos antes, o FBI espalhara a falsa notícia de que ela, grávida de sete meses, era amante de um dos líderes dos Panteras Negras, e que ele era o pai da criança. O rumor saiu em várias publicações, e, pouco após ler a notícia, a atriz entrou em trabalho de parto e deu à luz uma menina morta. Ela e seu marido, o escritor Romain Gary, processaram as publicações e receberam indenizações. A atriz sofreu de profundas depressões recorrentes. Em cada aniversário do parto prematuro, ela tentava o suicídio. Até que teve êxito. Seu marido matou-se um ano depois e deixou uma carta em que assinala que seu suicídio não deveria ser relacionado à morte da esposa, mas sim ao título de seu último livro (*A noite será calma*).

Em Nietzsche, se encontra um exemplo privilegiado da luta Eros *versus* Tânatos, em que o tempo é o mediador. No segundo parágrafo de *Ecce homo*, temos:

> *Meu pai morreu aos trinta e seis anos; ele era tenro, gentil e mórbido, como um ser predestinado a desaparecer; ficou a sua recordação como uma doçura de*

> *vida, que é a própria vida. Declinou a sua existência pelo mesmo tempo em que deveria declinar a minha. Aos trinta e seis anos desci ao ponto mais débil de minha vitalidade: vivia eu ainda, mas sem enxergar um palmo diante de mim. Então – foi em 1879 – renunciei à minha cátedra em Basiléia; vivi durante o verão, como uma sombra em Saint-Moritz e o inverno seguinte, o mais pálido de minha existência, em Naumburgo.*
>
> *No fundo, havia eu adquirido o vago e a imprecisão de uma sombra. Foi nesse período que nasceu O viandante e sua sombra, onde há alguma coisa de fantasmagórico. (p. 5)*

Nesse trecho, o autor descreve claramente a identificação com seu pai e sua "morte em vida" na mesma idade em que ele morrera. No entanto, pôde criar, e o título de seu livro lembra a frase de Freud (1917/2010b), quando este descreve que, no luto, a sombra do objeto cai sobre o ego. Isso ocorreu quase trinta anos antes da intuição freudiana...

Outra situação curiosa refere-se à morte do poeta Álvares de Azevedo. Nascido em 1831, foi um menino saudável até perder seu irmão menor. Tinha então 4 anos e, a partir daí, tornou-se um menino doentio e tristonho. Em 1848, iniciou o curso de Direito, no qual se revelou um aluno brilhante, já demonstrando pendores para a literatura. Previu que morreria no ano de 1852, seguindo dois colegas quintanistas, falecidos consecutivamente em dois anos anteriores. Adoeceu nas férias do quarto para o quinto ano da faculdade, e foi no ano anterior e próximo à sua morte que, de uma forma desesperada, escreveu quase toda a sua obra, que foi publicada postumamente. Faleceu em abril de 1852, aos 20 anos de idade. Da leitura de sua vida e obra (que lida primordialmente com a morte) supus, em outro trabalho (Cassorla, 1984a), que o poeta não havia elaborado adequadamente o luto pela morte de seu irmão e que sua morte poderia ter sido eliciada pela identificação com seus dois "irmãos" de curso (que, como seu irmãozinho, não puderam passar pelo quinto ano). Ele tampouco pôde fazer isso, passar para o quinto ano da faculdade, assim como talvez não se achasse merecedor de ter passado para o quinto ano de vida, superando seu irmão.

Há, portanto, indícios de que podemos, dentro de certos limites, escolher a data ou a época de nossa morte, por identificação ou por outros processos (por exemplo, doentes em fase terminal resistem até que um filho se case ou ocorra algo que desejam muito). Em outros capítulos, descrevemos a morte natural após a quebra de um tabu e a desesperança de pessoas que morrem pouco após a morte de uma pessoa querida. O mesmo pode ocorrer com pessoas que acreditam em feitiços e mau-olhado.

O profissional que lida com atos autodestrutivos deve, cuidadosamente, investigar a possibilidade de processos identificatórios que emergem em datas ou idades – evidentemente, sem tentar encaixar fatores temporais de maneira forçada.

9. Narcisismo e sociedade narcísica: um estudo de caso

Neste capítulo, buscamos evidenciar a interação entre fatores pessoais – como necessidade de preenchimento de vazios internos – e demandas de nossa "sociedade narcísica". Escolhemos uma situação hipotética, um condensado de várias experiências clínicas no atendimento de médicos e profissionais de saúde. Ainda que se apresentem situações comuns à atividade médica, as influências sociais descritas repercutem em todos os seres humanos.

Consideremos que o ato suicida decorre de vulnerabilidade pessoal a fatores vivenciados como traumáticos. Nos pacientes estudantes e médicos, alguns desses fatores decorrem da realidade do curso e da atividade médica. Há que se ficar alerta para não generalizar os fatos apresentados, já que peculiaridades pessoais determinam a forma como a realidade externa será vivenciada.

Alguns médicos e estudantes de medicina (assim como outras pessoas que sofrem intensas demandas do ambiente social) costumam ser pessoas muito exigentes consigo mesmas. Já tiveram sucesso escolar e buscam o mesmo em sua vida profissional e científica. Certa hipertrofia das funções intelectuais pode opor-se a dificuldades nas relações afetivas. Suas autoexigências colidem com as limitações e frustrações impostas pela realidade.

A sociedade, por outro lado, estimula a competição e o orgulho profissional, que pode tornar-se arrogância. Quando esta desaba, o médico se defronta com vazios, sentimento de fracasso e questionamentos sobre a vida. Podem ocorrer somatizações, atuações sociais (como abandono do curso, separações conjugais, desistência da profissão etc.), depressão (que chamamos "depressão narcísica"), uso de substâncias psicoativas e ideias suicidas. O risco de acidentes (suicídios conscientes e inconscientes) aumenta. A facilidade de obter produtos mortíferos por parte de médicos e o conhecimento pormenorizado de sua ação implicam maiores riscos de vida. Relações simbióticas podem coexistir com a dinâmica apresentada, ao lado do isolamento afetivo, oscilando entre os dois extremos.

O curso médico costuma mobilizar intensamente aspectos emocionais entre os estudantes. Há indícios de que a incidência de depressão e suicídio é maior em médicos e estudantes que na população geral. A relação entre a profissão e esses fatos é complexa e não envolve relações causais diretas. Não temos instrumentos, tampouco, que nos permitam prever, com segurança, a incidência e o prognóstico de sofrimento mental e atos suicidas (Cassorla, 1998a, 2006).[1]

Quando se estudam situações individuais de sofrimento psíquico em estudantes e médicos, identificam-se fatos ligados à atividade médica, mas fazendo parte de uma complexa rede de fatores. Dessa forma, não devemos considerar ensino e trabalho médicos,

---

1 Estudos detalhados sobre aspectos emocionais na profissão médica podem ser encontrados em Cataldo Neto, Antonello & Lopes (2006), Fagnani Neto et al. (2004), Hawton, Malmberg & Simkin (2004), Meleiro (1998), Millan, Rossi & Marco (1990), Millan et al. (1999), Torre et al. (2005) e Tyssen & Vaglum (2002).

estritamente, como suicidógenos – mas várias de suas característi-cas podem ser vivenciadas como traumáticas em indivíduos vulne-ráveis, ativando fatores já presentes.

A clínica mostra que o ato suicida é efetuado por pessoas vul-neráveis que, devido a fatores vivenciados como traumáticos, não têm suficiente capacidade para processá-los, isto é, representá-los mentalmente. Essas situações, por sua vez, podem ser reativadas por fatores atuais (como perdas, decepções, violência etc.), tam-bém vivenciados como traumáticos.

P., médico, 28 anos, residente de terceiro ano, sabedor de doses letais de medicamentos, os ingeriu, após usar bebidas alcoólicas e tomar cuidados para não ser descoberto. Morava sozinho. Foi en-contrado inconsciente, por acaso, porque sua faxineira fora buscar um objeto esquecido na véspera.

Profissionais de saúde têm conhecimento e fácil acesso a medi-camentos e drogas, tornando o ato mais letal. A especialidade mais vulnerável é a anestesia. Há indícios de maior risco em patologistas e psiquiatras, mas isso não é consenso. É possível que essas últimas escolhas reflitam conflitos relacionados à morte e à loucura. Estu-dos europeus têm encontrado maior incidência proporcional em médicas (Hem et al., 2000).

> *P. conta que vinha se sentindo sobrecarregado, impa-ciente e irritado já fazia algumas semanas. Vinha tra-balhando muito, na residência e em dois outros em-pregos, incluindo plantões noturnos. Estava escrevendo também trabalhos científicos. Sempre gostou de tra-balhar e estudar, é muito respeitado e solicitado e não entende por que se sentia tão cansado, já que sempre vivera nesse ritmo sem problemas. Tem receio de ser*

afastado do trabalho por causa do ato suicida e sentir--se ainda pior.

Como vimos, estamos frente a alguém com bom desempenho escolar e profissional, altamente responsável, orgulhoso de si mesmo e com dificuldades de aceitar suas limitações.

> *Não entende por que tentou matar-se. Não vinha encontrando sentido na vida, ultimamente, não sabe por quê. Na verdade, P. não quer falar muito e tem dificuldades de contato com seus sentimentos. Está dividido em relação à ajuda profissional. Orgulha-se de sempre dar conta de seus problemas sozinho. Ao mesmo tempo, exibe certa preocupação, que parece ser menos com seu estado emocional que com as repercussões do ato em seu trabalho. A impressão é de que, após o susto, P. está tentando reconstituir sua vida como era antes, sem ter que refletir sobre ela.*

Pacientes como P. têm dificuldade de acesso a seu mundo emocional. Defesas maníacas (como negação), em relação a conflitos e ao próprio ato suicida, não são raras. Somente farão um vínculo terapêutico se puderem ser trabalhadas suas dificuldades em lidar com a realidade.

> *À medida que P. ficou mais conhecido, descobriu-se que fora muito ligado, na infância, ao avô materno falecido, que sofria de doença cardíaca grave. Sua mãe valorizava muito a inteligência escolar do filho e o havia escolhido para ser médico, um médico excepcional, diferente daqueles que haviam cuidado (mal) de seu próprio*

pai. Ao mesmo tempo, ela desprezava seu marido por ser um trabalhador braçal inculto. Havia se constituído um conluio entre mãe e filho, excluindo o pai.

P. descobrira, fazia pouco tempo, que sempre sentira pavor da morte e escolhera uma especialidade que evitava o contato profundo com doenças graves. Mas isso não lhe era consciente. Em um de seus plantões, sentiu-se muito cansado e, ao medir sua pressão arterial, descobriu-se hipertenso. Evitou maiores investigações, com medo do que poderia encontrar. Lembra-se de que ultimamente vinha acordando assustado (quando conseguia dormir) por pesadelos em que corria o risco de morrer do coração. Nesse momento, fala emocionado da relação com seu avô.

P. vive com intensas autoexigências, tem conflitos em relação à morte e está revivendo lutos não elaborados. Deixemo-lo provisoriamente enquanto discutimos fatores ligados à escolha profissional.

O curso médico é procurado por variados motivos conscientes: desejo de ajudar o outro, combater a doença e a morte, lutar contra a injustiça, obter prestígio social. Não raro se trata de pessoas que vivenciaram dificuldades, doenças próprias ou em pessoas próximas, mortes, e a busca da profissão, do ajudar os outros, se constitui em motivação reparatória, sadia. No entanto, por fatores inconscientes, essa reparação pode nunca ser satisfatória, tornando o médico frustrado. Identificações intensas com o sofrimento de pacientes, por outro lado, fazem o profissional sofrer para além do desejável (Cassorla, 1994).

Situações de conflito em relação a doença e morte podem fazer com que estas se tornem inimigas pessoais que precisam ser derrotadas (ou o médico se sente derrotado). Essa luta obsessiva, por vezes, envolve mecanismos contrafóbicos (Cassorla, 1998c, 2001).

Muitas vezes, o estudante se dedica à medicina justamente porque é uma área difícil. A intelectualização e o sucesso no estudo e na profissão servem como compensação em relação a áreas de fragilidade emocional. Assim, reativamente, o médico pode sentir-se poderoso, um super-homem que imagina que dará conta de todo o sofrimento de seus pacientes, ele mesmo não se autorizando a sofrer. Ao defrontar-se com suas limitações humanas e com as da medicina, sua onipotência desaba e ele se torna impotente e fracassado.

A vontade de ser médico pode ser incrementada num ambiente em que se valorizam o desafio, o estudo e a responsabilidade. Por vezes, a criação num ambiente médico sadio (pais ou outras figuras de identificação da área da saúde) estimula a escolha. No entanto, o excesso de exigências ambientais, acrescido de características pessoais rígidas, impede que se usufrua realmente da escolha (ainda que o médico não se dê conta disso).

As características descritas, pessoas rígidas, autoexigentes, com dificuldade de entrar em contato com suas emoções, que valorizam excessivamente desempenho e responsabilidade, com alto espírito competitivo, não são raras em nossa sociedade, que premia o individualismo (Cassorla, 1984b, 2005a). Dessa forma, se constitui um círculo vicioso, em que o médico se sobrecarrega cada vez mais e, ao mesmo tempo, é admirado e reconhecido por isso.

Todos os seres humanos necessitam do olhar do outro para se sentir existentes, mas, para algumas pessoas, esse olhar é indispensável. Sem ele, elas não se sentem vivas, sentem-se "não-existentes" (Cassorla, 2010). Para defender-se desse terror (de aniquilamento), precisam salientar-se, ser admiradas. Sua ânsia de sucesso e prestígio pode, em alguns casos, descontrolar-se em agressividade e busca desenfreada de poder. Como consequência de projeções, sentem o mundo como hostil e ameaçador (Cassorla, 2005a, 2005b).

O estudo psicanalítico dessas pessoas mostra que sofreram dificuldades na constituição de seu si-mesmo (*self*). Fatores ambientais traumáticos (falta de figuras parentais sentidas como adequadas, por exemplo), potencializados por componentes biológicos, fazem com que o indivíduo sofra fraturas na sua capacidade de contato com a realidade. Suas funções de percepção, raciocínio e juízo sofrem deformações, e a realidade é vivenciada como ameaçadora. Como as figuras protetoras iniciais foram internalizadas sem que se estabelecesse um sentido de coesão, segurança, o si-mesmo é vivenciado sempre em risco de dissolver-se, desagregar-se, rumo ao Nada.

P. havia também se afastado da namorada, alegando falta de tempo e excesso de trabalho. Agora percebe que estava com medo de um envolvimento que era cada vez maior. Adiante, P. vai contar, vacilante, que vinha bebendo mais ultimamente e tinha retornado ao uso de drogas. Aos poucos, se descobrirá que P. vive num mundo tedioso e vazio e, ao mesmo tempo, ameaçador, sempre correndo o risco de sentir-se não existente. Suas atividades, nas quais era brilhante, tentavam preencher o vazio. Na verdade, P. era adicto ao trabalho. Mas este não era suficiente, daí o uso concomitante de álcool e drogas. O pavor do Nada (morte) se manifestava também por meio dos sintomas hipocondríacos. Já vivenciara situações de despersonalização e desrealiza-

ção em seguida a pensamentos obsessivos sobre a falta de sentido da vida. Em duas ocasiões, tivera ataques de pânico.

Ultimamente, P., quando drogado, se entregava à atividade sexual desregrada e perigosa. Aos poucos, foi capaz de relatar seu medo de ter contraído aids. Nunca fizera qualquer investigação nessa área. Na véspera do ato suicida, tentara contactar a namorada, mas, como esta se mostrou distante, resolvera que nunca mais a procuraria. Somente durante o tratamento P. percebeu que a suposta rejeição humilhante lhe causara raiva homicida e suicida.

Em pacientes como P., o mundo é vivido como se fosse um prolongamento do si-mesmo, com problemas na diferenciação em relação ao outro, ao mundo externo. O indivíduo imagina, inconscientemente, que controla o mundo e, ao mesmo tempo, se sente acossado por ansiedades de aniquilamento e loucura, que supõe virem somente de fora (já que foram projetadas), como morte, aids, fracasso profissional, abandono, sem encontrar saída. Em determinados momentos, quando as defesas falham, frustrações de qualquer tipo podem ser sentidas como aniquilantes.

P. desejava muito ser convidado para pesquisar no mesmo serviço, de muito prestígio, onde fazia a residência. Ultimamente, estava "cismado" com uma colega que parecia manipular o chefe, poderosamente idealizado. Percebe, durante o tratamento, que vivia paranoicamente a relação entre o chefe e sua suposta rival. Imaginava que perderia seu lugar para ela. Des-

*cobriu que se descontrolava, falando mal dela, e viven-
ciava inconscientemente o medo de ser descoberto e retaliado. Estava certo de que, se a colega fosse escolhida,
não suportaria mais viver.*

Nesses pacientes, encontramos um superego severo e sádico,
que avalia a realidade não como ela é, mas como deveria ser, certa
ou errada. Sentem-se permanentemente julgados e condenados,
fazendo o mesmo com os outros. Mecanismos projetivos promo-
vem a ideação paranoide, que se articula com ansiedades de não
existência. No entanto, o paciente mantém contato com a realidade, ainda que deformada em certas áreas, e a maior parte de suas
fantasias não é consciente. Esse tipo de funcionamento mental é
nomeado como "psicótico" pela psicanálise, conceito que não deve
ser confundido com o paciente psicótico manifesto da psiquiatria.

Outras defesas contra a ansiedade de aniquilamento envolvem
um afastamento da realidade, como se se vivesse numa concha,
carapaça, que evita o contato com o mundo. Nesse refúgio, pode-se viver uma vida de fantasia – imaginar-se o melhor estudante, médico, pesquisador, amante. Frustrações reais ou imaginárias
podem romper a carapaça. Pelo fato de esses pacientes viverem
persecutoriedade permanente, costumam ser irritados, irritáveis e
sujeitos a agressividade impulsiva.

Oscilando com a defesa do tipo carapaça, pode ocorrer ligação intensa, em forma simbiótica-parasitária, com outras pessoas,
como namorado(a). O outro, mediante identificações projetivas, é
vivenciado ora como a fonte de toda a vida, ora como objeto frustrante, malvado, que não satisfaz as necessidades e desejos. Dessa
forma, o paciente viverá relações perturbadas, sempre ameaçado
pelo terror do abandono (aniquilamento). O excesso de intimida-
de, por outro lado, será vivido como engolfamento, sufocamento.

Sintomatologicamente, esses pacientes revelarão essas características por meio de ansiedades claustrofóbicas e agorafóbicas (em que as relações objetais descritas são projetadas nos espaços) (Grotstein, 1994; Rey, 1994), podendo vivenciar também ataques de pânico (Cassorla, 2005b).

Outras situações traumatógenas

As primeiras situações de realidade frustrantes, no estudante, decorrem da mudança de ambiente (por vezes de cidade), morar com pessoas estranhas, impacto das novidades do curso médico, que se somam às mudanças que fazem parte do processo adolescente. As defesas "carapaça" e/ou "fusão" serão ativadas, mas elas poderão não ser suficientes. Indivíduos fechados, bons estudantes e pessoas generosas podem manter certo equilíbrio. Mas, nos momentos de tédio, irritabilidade e autoexigência, a vida se torna difícil. Aquilo que, nesses pacientes, comumente se chama depressão é o conjunto das características mencionadas, que, evidentemente, inclui também tristeza, sensação de fracasso, desânimo e desesperança.

Uma situação comumente sentida como traumática é quando o estudante calouro constata que não consegue acompanhar a contento a quantidade de matéria e tira notas mais baixas do que espera. Isso contrasta com sua autoimagem de ótimo aluno, de antes do vestibular. Se seu superego for destrutivo, ele se sentirá incapaz. Se seu mundo não for além do estudo, não haverá compensações para sua autoestima e sentido na vida.

O contato com a morte, o cadáver, ativa sentimentos que, se não forem elaborados, podem ser encistados, negados. Em qualquer momento, por exemplo pelo contato com a doença e a morte de pacientes, esses conflitos podem ser reativados de forma violenta (Cassorla, 1998c, 2001).

O afastamento dos pais pode ser vivido como uma sensação de liberdade, oscilando com o pavor da solidão. Sentimentos de culpa em relação à separação (projetada ou estimulada por dificuldades dos pais) e pelo desejo de libertação podem superajuntar-se ao medo de fracassar ou decepcioná-los.

A vida universitária facilita a utilização de defesas do tipo maníaco, em que se tenta negar o sofrimento. O uso de álcool e drogas, a hiperatividade e eventuais condutas antissociais podem fazer com que o indivíduo se sinta vivo, aceito pelo grupo. Outras vezes, o envolvimento com grupos dogmáticos, "donos da verdade" (religiosos, políticos, "alternativos") busca preencher o vazio. Esse sentimento de pertinência é por demais importante nesses pacientes, ainda que possa oscilar para defesas opostas (carapaça).

No decorrer do curso médico, que é altamente competitivo, os grupos tendem a desfazer-se, todos disputando aquilo que trará prestígio e futuras vantagens: iniciação científica, monitorias, participação em ligas, frequência em congressos e outras atividades extracurriculares, podendo chegar-se à competição pela publicação de trabalhos científicos. A quantidade, a intensidade e a valorização que a escola médica dá a essas atividades, num clima competitivo exacerbado, mostra o potencial patogênico do ambiente. Isso tende a continuar após a formatura.

Devido às defesas descritas, raramente o estudante e o médico têm consciência de tudo isso. Vivem a vida como se fossem "tratores", sem sentir nem pensar, acreditando-se satisfeitos.

Se esse estudante não buscou ajuda durante o curso médico nem desistiu dele (por vezes racionalizando sua incapacidade emocional), sua chance de descompensar emocionalmente ocorre nas proximidades do final do curso. Dúvidas intensas em relação a sua qualificação, escolha de especialidades, necessidade de avaliar emocionalmente o local ou o grupo em que deseja continuar sua vida (e essas pessoas têm dificuldade em fazer tal tipo de avaliação), a concorrência por residência e estágios, e as exigências para tal, a sobrecarga de trabalho e estudo etc. potencializarão as dúvidas e os conflitos que já vinham ocorrendo. Os diagnósticos simplistas como "síndrome de *burnout*" ou "estresse" dificultam a compreensão da complexidade dos fatores envolvidos.

Caso o médico mascare ou supere as frustrações vividas até então e inicie sua prática médica, ele se defrontará com outras situações de vulnerabilidade. As dificuldades do trabalho médico, a desilusão em relação a suas esperanças, o sistema de atenção médica massacrante, os fracassos diagnósticos e terapêuticos, somados a dificuldades de ordem pessoal (competição, inimizades, crises conjugais, problemas familiares, outras perdas etc.), o predisporão, assim como a todos os seres humanos vulneráveis, a fracassos nas defesas. Outro fato, curioso, é o tédio que ocorre em profissionais que conseguem sucesso, realização pessoal, após o que parece que nada mais tem graça... Essas pessoas também desenvolvem quadros depressivos do tipo descrito na maturidade, e terão maior dificuldade em lidar com as limitações da idade, com a aposentadoria e com a comparação com colegas mais jovens.

Sintomas depressivos são a forma mais comum de sofrimento emocional em estudantes de medicina e médicos, assim como na população geral. Há que se diferenciar tristeza normal de depressão. A tristeza ocorre frente a perdas que fazem parte do viver (oportunidades, emprego, saúde, separações, mortes, etapas da vida etc.). Para lidar com elas, se efetua um trabalho psicológico inconsciente de elaboração – o trabalho de luto, que se resolve com o tempo. As vicissitudes desse trabalho costumam ser nomeadas dificuldades de ajustamento e devem ser transitórias. No entanto, se isso não ocorrer, estaremos frente ao luto patológico, manifestado por depressão, no qual desânimo, tristeza, apatia, pensamentos negativos, sintomas somáticos etc. são mais intensos e duradouros.

Muitas vezes, as perdas são negadas ou sutis e identificadas somente durante o tratamento. O estudo cuidadoso do funcionamento mental do paciente mostra que perdas manifestas, supostas ou imaginárias estimulam revivências de outras perdas, dos primeiros tempos de vida, que estavam encistadas no inconsciente.

As dificuldades de ajustamento e as depressões com forte componente psicogênico não devem ser confundidas com a depressão do transtorno afetivo bipolar, ainda que possam ocorrer associações. Nele não se encontram perdas que possam ser associadas claramente à doença, e o componente biológico é importante. No meio médico, como veremos, os suicidas nem sempre se encaixam nesses diagnósticos.

> *O ato suicida de P. foi influenciado pelo término da residência, na qual de alguma forma se sentia protegido por seus preceptores. Teria que enfrentar o mundo, lidar com sua sexualidade, sua agressividade e seus complexos conflitos inconscientes. Vários lutos não podiam ser elaborados (pelos pais da infância, por seu papel dependente, por sua mente imaginada como invulnerável, pela tomada de consciência de sua fragilidade humana). Sentia-se humilhado por suas limitações para lidar com tudo isso, ainda que sem ter consciência clara do fato.*

Concluindo: frente a um ato suicida de um médico ou estudante, nem sempre o diagnóstico psiquiátrico é fácil ou possível (com exceção das psicoses e dos transtornos afetivos evidentes). Muitas vezes, o paciente suicida não parecia ser muito diferente dos outros colegas, e seu sofrimento e suas formas de comportamento serão percebidos retrospectivamente. Sofrimentos parecidos serão identificados em outros médicos e estudantes, mas sem que tenham chegado ao ato suicida.

Quando um suicídio ocorre em escola ou ambiente médico, o impacto atinge fortemente os colegas, identificados com o suicida. Os sentimentos de culpa são potencializados por não se ter conseguido evitar o ato, pelo fracasso de uma suposta maior sensibilidade dos profissionais de saúde em relação ao sofrimento. O ato autodestrutivo rompe a fantasia de que profissionais de saúde teriam certo equilíbrio emocional, cuidariam de sua saúde e seriam capazes de ajudar e identificar sofrimento precocemente.

O tratamento deve ser continuado após a fase aguda. Nos transtornos afetivos, a boa resposta a medicamentos torna o prognóstico razoável. O abuso de drogas que preenchem o vazio pode exigir abordagem específica, complexa.

Como vimos, a maioria dos atos suicidas em médicos implica descompensação de defesas que configuravam situações que incluem os chamados transtornos de personalidade. O funcionamento emocional de P. mostra mecanismos descritos em configurações narcísicas, *borderline* e melancólicas, ocorrendo a reativação de traumas e lutos continuados. A resposta aos antidepressivos, nesses casos, é limitada.

Com esses pacientes, há necessidade de reconstruir as áreas mentais danificadas. O analista funcionará como uma espécie de "prótese", emprestando sua capacidade de pensar ao paciente. Espera-se que este, aos poucos, se identifique com ele e crie capacidades próprias (Cassorla, 1998d, 2000).

Face aos fatores traumatógenos específicos, serviços de saúde para estudantes e médicos são importantes. O mesmo dever ocorrer no ambiente universitário como um todo.

Evidentemente, não podemos deixar de estudar e denunciar o que ocorre na sociedade mais ampla: coisificação do ser humano tornado objeto de uso e consumo; estímulo violento à competição desenfreada, com valorização de *status*, prestígio, poder e posses; menosprezo das qualidades amorosas – solidariedade, compreensão, amizade (Cassorla, 1984b, 1998b, 2005a). Faz parte da condição humana lidar com o constante e permanente desafio de tornar a vida digna. Médicos e profissionais de saúde, por lidarem com o sofrimento, têm importante papel na denúncia e na compreensão da desumanização.

10. Teorias e motivações dos atos suicidas

O psicanalista sabe que será no espaço/tempo do campo analítico (Cassorla, 2016b) que surgirão os fatos clínicos peculiares ao funcionamento de cada dupla analítica. Esses fatos revelam aspectos do funcionamento inconsciente. A teorização implícita (isto é, que o analista efetua de forma não consciente enquanto participa do processo) pode ser, posteriormente, cotejada com as variadas teorias psicanalíticas. Aconselha-se que, durante o processo analítico, o profissional se esvazie de teorias para não impedir o contato com o desconhecido.

As teorias que serão discutidas neste capítulo constituem tentativas de organização e compreensão de partes da complexidade envolvida no comportamento suicida. Alguns aspectos já foram abordados nos capítulos anteriores.

A doutrina psiquiátrica clássica, que se desenvolveu nos séculos XVIII e XIX, considerava os suicidas alienados que sofrem de perturbações orgânicas e constitucionais. Possivelmente como reação a essa visão surge a doutrina sociológica clássica (Haim, 1969). Essa doutrina estabelece-se sobre dados estatísticos e considera o

140 TEORIAS E MOTIVAÇÕES DOS ATOS SUICIDAS

ambiente como fator fundamental. Durkheim (1973/1897), seu representante maior, mostra que o suicídio, embora seja um ato individual, seria determinado pelo estado da sociedade à qual o indivíduo pertence. Cada sociedade tem uma inclinação coletiva ao suicídio, expressa pelas taxas que tendem a permanecer constantes enquanto as características da sociedade não se alteram. Essa inclinação coletiva influencia a conduta suicida individual. Quanto mais fortemente o indivíduo está integrado aos grupos sociais, menor a chance de suicídio. Durkheim distingue três grupos de suicídio, segundo o tipo de relação entre o indivíduo e seu grupo social: a) egoísta, decorrente de individualismo anormal e fraqueza do controle social; b) altruísta, quando existem apoio e controle social intensos e pouco individualismo; c) anômico, quando a sociedade falha no controle e na regulação dos indivíduos.

O desenvolvimento do conhecimento científico resultou no questionamento de classificações rígidas. Os investigadores que lidam com o psiquismo se voltam para o estudo e a compreensão do dinamismo das configurações emocionais em sua interação com fatores sociais e culturais. A psicanálise, que se ocupa principalmente daquilo que não é manifesto, abandona certas narrativas totalizantes e se dedica ao estudo minucioso de situações que, por estarem em constante transformação, não podem ser reduzidas a descrições estanques.

Um exemplo da interação criativa entre fatores íntimos e fatores sociais se encontra no estudo dos chamados suicídios "por fracasso" (Yampey, 1977), que abordamos, de alguma forma, em capítulo anterior. Trata-se de pessoas que fracassam (ou assim supõem) frente a desempenhos esperados em seu estudo, seu trabalho ou suas funções na sociedade. Caracterizam-se por: 1. internalização extremada das normas culturais de seu ambiente; 2. grande sensibilidade ao fracasso, que é vivido com imensa vergonha e desesperança; 3. inabilidade em mudar metas e papéis sociais; 4. sentimento de inferioridade nas relações interpessoais. O ambiente corresponde ao que se tem chamado de sociedades narcísicas (Cassorla, 1984b, 1992a, 2018), nas quais se valorizam a competição, o prestígio social e os bens materiais, caldo de cultura apropriado para mobilizar configurações mentais vulneráveis.

Os psicanalistas sempre se ocuparam do estudo do suicídio. Em 1910, nas reuniões do grupo de psicanalistas liderados por Freud, ocorreu um debate que consta das Minutas da Sociedade Psicanalítica de Viena (Friedman, 1967). Nele foram ditas algumas frases que se tornaram célebres: "Só quem perdeu a esperança de ser amado se mata"; "ninguém se mata a não ser que tenha desejos de matar outra pessoa"; "ninguém se mata se sua morte não é desejada por outra pessoa" (Stengel, 1970). De acordo com a psicanálise da época, valorizavam-se os componentes ligados a repressão sexual, fantasias incestuosas e masturbação, fatos que serão relativizados posteriormente, em função do melhor conhecimento dos processos de identificação e dos aspectos internos destrutivos. Na mesma reunião, Freud assinalou a necessidade de se saber mais sobre os processos de luto e melancolia.

Em "Luto e melancolia" (1917/2010b), Freud aborda os inícios de uma teoria sobre a identificação e de um mundo interno povoado por objetos primitivos do qual fará parte o superego. Nesse texto, Freud assinala que as autorrecriminações do melancólico são as mesmas críticas de outra pessoa significativa com a qual se identificou. Ao contrário do que ocorre no luto normal – em que se acaba aceitando a perda, podendo-se investir depois em novos objetos –, o melancólico, abandonado real ou imaginariamente por seu objeto de amor, com o qual constituía uma relação predominantemente narcísica, não investe em novo objeto, mas se identifica com o objeto perdido. Isto é, "a sombra do objeto cai sobre o ego". O objeto internalizado se comporta como uma parte crítica do ego (posteriormente incluída no que se chama superego), que ataca a outra parte. Em outras palavras, ocorre uma desfusão pulsional; o ego se identifica com o objeto e o elemento destrutivo se concentra no superego como "cultura pura da pulsão de morte". O ato suicida é um ataque ao ego, identificado com o objeto odiado e, ao mesmo tempo, uma autopunição pelos ataques efetuados contra o objeto. Evidentemente, se trata de uma defesa maníaca, uma identificação com um objeto idealizado, sem se levar em conta que todo o *self* será destruído.[1]

Em 1920, ocorre uma reviravolta na teoria freudiana quando é introduzida a ideia de pulsão de morte (Freud, 1920/2011a). Essa pulsão existiria como força primária em todos os organismos vivos, lutando para fazê-los voltar a um estado de completa inércia. Essa força seria combatida por: 1. a pulsão de vida, que tenta unir a matéria em unidades maiores; 2. forças externas ao indivíduo, que interfeririam na ação da pulsão de morte. Essas forças podem ser destrutivas (fome, doenças, inimigos, por exemplo). Elas são combatidas mediante mecanismos que, desse ponto de vista, operariam do lado da vida por meio da agressividade. Dessa forma, qualquer causa externa destrutiva será combatida para que o indivíduo se submeta a sua própria pulsão de morte. Lembremos que ambas as pulsões se encontram intrincadas e que sua desfusão patológica fará com que os aspectos da pulsão de morte predominem.

A realidade civilizada impede a descarga descontrolada. O superego passa a contê-la, mas, eventualmente, o próprio superego pode tornar-se extremamente sádico, atacando um ego masoquista. Lembremos que o intrincamento das pulsões mantém o

---

1 Ogden (2014) discute, de forma criativa, esse texto freudiano, mostrando como ele antecipa a teoria das relações objetais.

componente erótico masoquista (Freud, 1924/2011c). Dessa forma, a autodestruição envolve também uma satisfação libidinal.

Como já vimos, para alguns analistas o terror de aniquilamento é sobreposto ao medo da morte. Esse terror (em última instância resultante da ação das pulsões destrutivas) será perceptível graças às pulsões de vida que alertam para a criação de defesas contra ele. Por outro lado, quando o terror de aniquilamento é substituído pela fantasia de nirvana, as pulsões de morte enganam com a sedução da tranquilidade total. A situação é aparentemente paradoxal: o terror nos protege, a fantasia de tranquilidade leva à morte. A representação artística da morte como uma mulher sedutora coincide com essas hipóteses, e, possivelmente, essa mulher contém aspectos arcaicos da figura materna, que enganosamente nos promete a vida mediante uma fusão com o seio ou o útero fantasiado. O fascínio das imagens das sereias e outras figuras mitológicas podem ser representações do mesmo aspecto da mãe. Lembremos, também, que a terceira mulher frequentemente escolhida nos mitos e contos de fadas (Freud, 1913/2010a) é a representante da morte, da mãe-terra. Ela costuma ser muda, como muda seria a pulsão de morte. Poderíamos dizer que é uma busca, também idealizada, de um silêncio total. Possivelmente, como Ulisses, tampamos nossos ouvidos, e talvez nossos motivos sejam os mesmos.[2]

Kalina e Tubert (1969) fazem uma revisão das ideias freudianas sobre o suicídio enfatizando o fracasso das defesas e a liberação de energia destrutiva. O efeito prejudicial da separação inicial traumática de pessoas amadas foi indicado, mas não enfatizado, por Freud. Os autores pós-freudianos darão ênfase a aspectos

---

2 Visões contemporâneas sobre o processo melancólico e sobre a pulsão de morte podem ser encontradas em Rosenberg (1995), Paim Filho (2016), Magdaleno Jr. (2018) e Santos & Migliavacca (2019).

primitivos da relação dual entre o objeto primário (mãe) e o bebê, como veremos adiante.

Menninger (1938/1970), em um clássico, estuda detalhadamente situações em que a pulsão de morte predomina, nomeadas como suicídio crônico (ascetismo e martírio, adicções, doenças mentais, comportamentos antissociais), suicídio focal (automutilações, simulações de doenças, policirurgias, acidentes, impotência e frigidez) e suicídio orgânico, que inclui o fator psicológico nas doenças somáticas. Para esse autor, o suicídio envolve três componentes: 1. o desejo de matar, isto é, a agressão a um objeto frustrante ou traumatizante, o ego sendo tratado como esse objeto que foi introjetado; 2. o desejo de ser morto, fruto de fantasias masoquistas de submissão e punição; 3. o desejo de morrer, que pode envolver fantasias de vida após a morte.

Klein (1934/1970) também considera o suicídio como expressão da pulsão de morte dirigida contra o objeto introjetado. Lembremos que, para essa autora, é fundamental a introjeção de um bom objeto que permita lidar com as ansiedades que fazem parte do desenvolvimento. Para preservar o objeto bom, o bebê cinde seu ego e dissocia seus impulsos amorosos dos destrutivos. Dessa forma, se fantasia um mundo interno com objetos idealizados, enquanto os objetos maus são projetados e vivenciados como ameaçadores. Quanto mais intenso o sadismo, maior será a necessidade de projetar o objeto mau. Estamos na posição esquizoparanoide. Quando as defesas (cisão e identificação projetiva) não dão conta das ansiedades de aniquilamento (equacionadas ao objeto persecutório), podem surgir as fantasias suicidas. O paciente busca destruir a parte do ego identificada com os objetos maus. Ao mesmo tempo, fantasia o salvamento dos objetos bons interiorizados e da parte do ego identificada com esses objetos. Dessa forma, em fantasia, o ego se une aos objetos amados sem correr perigo.

A descrição do desenvolvimento feita por Klein nos mostra que, aos poucos, os mecanismos da posição esquizoparanoide diminuem e ocorre uma nova integração. Estamos na chamada posição depressiva quando se toma consciência de que o objeto não é bom nem mau, desfazendo-se a cisão objetal e pulsional. Surgem culpa e remorso pelos estragos feitos ao objeto, antes considerado apenas mau. Na posição depressiva, se toma consciência da triangularidade, com a frustração de perceber que o objeto tem vida própria e se relaciona com outros objetos. A mente passa a ser absorvida por processos de luto que somente serão possíveis se existir um objeto bom internalizado. Caso contrário, a culpa e o desespero pela incapacidade de efetuar reparações ameaça com a regressão e o retorno das ansiedades primitivas e de desintegração. A situação pode tornar-se insustentável. Esses terrores são acompanhados por culpas primitivas e necessidade de castigo. A fantasia suicida se impõe. Com ela, se foge do terror de aniquilamento, dos objetos ameaçadores e das culpas persecutórias e depressivas. Comumente tudo isso ocorre concomitantemente.

Existem circunstâncias em que a influência da realidade externa, em sua interação com o mundo interno, é intensa: violência, abusos, perdas precoces e atuais, doenças, traumas continuados e outros fatores que conduzem à desumanização. Shengold (1999) descreve o "assassinato da alma", quando se erradica a identidade do outro deliberadamente, como ocorre com pais que tratam suas crianças como objeto de satisfação de seus desejos, transformando-os em autômatos. Essas situações ativarão aspectos internos que tanto podem atenuar como potencializar as situações traumáticas. A violência pode ser externalizada, ou, como no suicídio, elimina-se o objeto ameaçador destruindo-se o objeto sentido como dentro do *self*.

Rosenfeld (1950/1968) nos ilumina em relação aos estados confusionais que podem assolar os pacientes. Quando predominam os impulsos agressivos, desenvolvem-se situações em que não se diferenciam os impulsos de amor dos de ódio, nem os objetos bons dos maus, sendo, desse modo, percebidos como misturados ou confusos. Tais estados infantis de confusão são estados de desintegração e se relacionam com os estados esquizofrênicos confusionais do adulto. O estado confusional é acompanhado de intensa ansiedade, porque, ao se confundirem impulsos libidinais e destrutivos, estes parecem ameaçar aqueles, e todo o *self* corre o risco de ser destruído.

Portanto, o ato suicida pode constituir-se em uma fuga do sentimento de perseguição. Outras vezes, decorre da impossibilidade de reparar o objeto, impedindo a elaboração da culpa. Nessas e em outras situações (que podem coexistir), a desagregação e o terror de aniquilamento podem tomar a frente. Traumas intensos provenientes do mundo externo podem fazer parte da complexidade descrita.

O ato suicida envolve mecanismos maníacos, como se magicamente – de modo similar ao que ocorre na onipotência infantil – se triunfasse sobre a realidade frustrante, persecutória e confusional, negando-se a realidade da verdadeira morte e cindindo-se uma parte do ego identificada com o perseguidor e outra, a suicida.

Ainda Rosenfeld (1971/1991), como vimos em outros capítulos, descreve o narcisismo destrutivo, no qual ocorre uma grande idealização das partes destrutivas do *self*, fazendo o paciente sentir-se onipotente. A tomada de consciência da alteridade e, consequentemente, da dependência e da inveja resulta em ataques, desprezo e necessidade de controlar o objeto. A agressividade em relação ao objeto surge quando a relação triádica é inevitável.

Alguns se tornam suicidas – a morte sendo idealizada como uma solução para todos os problemas.

Essas ideias vão em direção ao que foi descrito em outros capítulos, nos quais foi valorizado o trauma da tomada de consciência da triangularidade como fator desencadeante de muitos atos suicidas. Como vimos, o desenvolvimento perturbado do funcionamento mental impede que o processo de simbolização ocorra de forma adequada (Cassorla, 2016a). Traumas primitivos, acompanhados de sentimentos terríficos de não existência, obrigam a busca de "escudos protetores" no ambiente, constituindo-se relações que chamei de simbióticas ou parasitárias. Elas são instáveis, e qualquer ameaça real ou imaginária de perda do objeto protetor (também real ou imaginário) faz reviver os terrores de não existência, que não puderam ser significados pelos objetos primários.

Ainda que Freud (1920/2011a) atribuísse a tentativa de suicídio de uma jovem homossexual a conflitos edípicos, não é difícil perceber que o ato ocorreu quando se rompeu a fantasia simbiótica com a amante idealizada. Portanto, manifestações edípicas revelam ou encobrem áreas traumatizadas com déficits na capacidade de simbolização.

Outros autores caminham na mesma direção. Tabachnik (1972) também valoriza as relações simbióticas e a dependência. Assinala a existência de um grau de masoquismo intenso que faz com que indivíduos frustrados não entrem em contato com sua raiva ou não a expressem. As pessoas que se relacionam com esses indivíduos também são dependentes e masoquistas, mas não demonstram esses traços a não ser nesse relacionamento.

Perelberg (1999), revisando investigadores contemporâneos, mostra como a violência – dirigida ao *self* e ao objeto – se manifesta em pacientes que vivenciaram dificuldades em romper a fusão idealizada com a mãe devido a deficiências da função paterna.

O ato suicida revela o fracasso na negociação rumo à separação (Schachter, 1999). Como já vimos, os pacientes que se defendem por meio de configurações *borderline*/narcísicas vivenciam fusão com um objeto altamente idealizado que se transforma em um objeto extremamente mau quando a idealização se rompe. Essas situações diádicas são externalizadas na transferência.

Fonagy e Target (1999) também indicam prejuízos na capacidade de mentalização desses pacientes, que não conseguiram construir uma representação adequada de si mesmos e dos outros. Dessa forma, têm dificuldade de diferenciar realidade interna de realidade externa e mente de corpo. Sofrimentos mentais são confundidos com sofrimentos corporais. Campbell (1999) mostra que o corpo é tratado como um objeto concretamente identificado com a mãe má. Remeto o leitor para a vinheta clínica do Capítulo 7, em que a jovem imagina matar o objeto/bebê mau atacando sua própria barriga. No Capítulo 6, outra paciente imagina matar o pênis abusador identificado com seu coração transplantado.

A busca desesperada por novos objetos continentes já foi abordada em outros capítulos. O ato suicida livra o indivíduo do terror enquanto fantasia uma simbiose com objetos idealizados no "outro mundo". Outra função do ato implica pedido desesperado de socorro, um alerta para o mundo da necessidade de ajuda.

Green (1988) retoma as ideias freudianas mostrando como o predomínio da pulsão de vida produz a objetalização, isto é, o investimento no objeto, nas funções mentais e na própria capacidade de investimento. Ao contrário, a pulsão de morte visa à desobjetalização, incluindo o ataque à própria função objetalizante. Esse autor propõe a ideia de narcisismo negativo, em que a desobjetalização aspira ao nada, ao nível zero de existência. Trata-se de uma destruição das relações com os objetos que se estende para o ego e as funções mentais. O desinvestimento desfaz aquilo que o investimento construiu. Angústias catastróficas ou impensáveis, terrores de aniquilamento, sentimentos de vazio, desvitalização e morte psíquica fazem parte dessa combinação mórbida. Em muitos casos, é como se o ego se desinteressasse por si mesmo como objeto, desejando desaparecer, morrer, transformar-se no Nada. O nível zero é a morte ou a imortalidade, que são similares. O suicida busca fugir dessa realidade e/ou encontrá-la.

Green, Bion e outros autores contemporâneos (seguindo Klein e Winnicott) aprofundam o conhecimento das primeiras experiências com os objetos primários, cuja função primordial é conter e transformar os terrores impensáveis, dando-lhes significado simbólico. A deficiência de objetos continentes somada à inveja (fruto da pulsão de morte) resulta em um ataque às funções de vinculação, o que impede o pensamento simbólico. Bion (1962/1967a), em particular, descreve um superego extremamente sádico, antipensamento, antivida, fruto de fortes transtornos na relação entre continente e contido. Ao mesmo tempo, um incremento da inveja, que, em última instância, é a inveja pela vida, ataca os vínculos entre objetos e as partes da mente, impedindo a simbolização e a capacidade de dar significado à vida. Essa falta de significado se manifesta como "terror sem nome", que, quando não metabolizado, pode estimular formas desesperadas de livrar-se do sofrimento, eliminando a mente/corpo que o sustenta. O ato suicida destrói concretamente o aparelho de sentir e pensar, eliminando a percepção de sofrimentos insuportáveis.

Winnicott (1983, 1991) não considera necessário postular-se uma pulsão de morte. Em seu modelo de desenvolvimento, considera o suicídio como uma forma de escapar da desesperança aniquilante decorrente de interrupções muito precoces no processo de amadurecimento. O verdadeiro *self* não tem condições de sentir-se criativo e autêntico, o que impede que a pessoa se sinta viva. A fantasia suicida implicaria a necessidade de viver algo que já ocorreu durante o desenvolvimento inicial, mas que não foi vivido porque não havia mente suficiente para isso. Se não houver suprimento ambiental capaz de reparar as falhas iniciais, o falso *self* pode organizar o suicídio para evitar a emergência do verdadeiro *self* aniquilado.

Kohut (1977), por sua vez, mostra a necessidade de desenvolver o potencial humano que é destruído se o objeto empático falha. Essa destruição faz a vida perder o sentido, levando ao suicídio.

A revisão de outros autores pode ampliar a compreensão dos fatos estudados. Knobel (1998) descreve diferentes configurações em pacientes suicidas. Lembra que o ego melancólico é estruturado em função de agressões e perdas de objetos libidinais que conduzem a culpas enormes. O ego desgastado e desvalorizado não tem possibilidade de recuperar o objeto nem de constituir relações libidinais. O desejo agressivo dirigido ao objeto volta-se para o ego, e se considera a morte um castigo merecido. O suicídio tem um final maníaco, já que as culpas fantasiadas terminam por ser redimidas.

No suicídio maníaco, as fantasias de onipotência, onisciência, atemporalidade e imortalidade se defrontam com um superego que estimula a autodestruição. A vivência mais terrificante é a da fragmentação psíquica, uma loucura eterna, atemporal e imanejável. Triunfa-se sobre o superego brutal com a calma imortalidade da morte.

No suicídio esquizofrênico, vivenciam-se os terrores de fragmentação, perseguição e confusão. O aspecto indiscriminado e confuso pode ficar como que marginalizado dentro do próprio ego, e se mata o suposto perseguidor confusionante para libertar-se dele, sem perceber que, no suicídio, a morte é de todo o *self*.

Alguns jovens que nunca se queixaram podem matar-se de forma inesperada.

No Capítulo 7, já foram descritas as configurações *borderline* e narcísicas, e não retomaremos seu estudo. Constituem a maioria dos pacientes que buscam terapias psicanalíticas atualmente.

Yampey (1977) resume parte dos aspectos estudados quando descreve condições predisponentes para o ato suicida: 1. um ego empobrecido por repressões e dissociações, com mecanismos de defesa rígidos, ou um ego em desorganização ou ameaçado de desorganizar-se frente a situações da vida; 2. um superego inexorável e sádico, que submete de forma cruel; 3. vigência de fortes pulsões sádicas e masoquistas como expressão de conflitos infantis resolvidos patologicamente; 4. ideias e fantasias de morte relacionadas com objetos queridos mortos ou fantasias de vivências felizes após a morte; 5. padrões crônicos de comportamento de caráter destrutivo ou letal, como drogadições, jogos perigosos, perversões, certas psicopatias; 6. modalidades de relação do tipo simbiótico ou sumamente dependente, com dificuldade de suportar perdas; 7. rigidez no manejo da ansiedade, da raiva e da culpa.

A ideia suicida alivia temporariamente a tensão no início. Mas, aos poucos, vai cristalizando-se num projeto que se mantém como que dissociado do restante do pensamento. No início, é perigosa e egodistônica. Seguem-se períodos de conflitos e crises. Aos poucos, a confusão e o descontrole se incrementam, e a resolução pode ser tomada em plena despersonalização. Essa despersonalização e essa confusão são frutos da fragmentação do *self*. O sujeito se torna um espectador do que faz. A fragmentação segue linhas de clivagem já existentes no *self*, com reativação de núcleos psicóticos e narcisistas e um impulso a atuar.

Furst e Ostow (1965) assinalam que, na esquizofrenia e na histeria, o problema dinâmico se centra na necessidade de desligar-se de um objeto que provoca dor. O esquizofrênico precisa separar-se de objetos que encontram expressão em suas fantasias de destruição do mundo. Confunde realidade interna e externa e destrói o mundo, destruindo a si mesmo. O paranoico se mata para não cair nas mãos do perseguidor – o que também significa prevenir a invasão de impulsos homossexuais (já que o perseguidor é objeto homossexual). Na histeria, o objeto tentador é proibido e geralmente incestuoso. Comumente, a tentativa de separação feita é de um indivíduo que se tornou a representação psíquica de pai ou irmão. Na melancolia, trata-se de matar o objeto ameaçador que tomou parte do ego. E existem as situações em que a perda do objeto é vivenciada de forma similar à de uma criança que se sente abandonada pela própria mãe. Há componentes de ressentimento e vingança, mas os determinantes primeiros são o desamparo e o pânico frente a ter que enfrentar a vida sozinho, como vimos em outros capítulos.

Outros autores descreveram fantasias similares às que vimos discutindo, como união sexual no coito, forma de aquisição de perfeição narcisista permanente (Garma, 1952), união incestuosa, forma de atingir o orgasmo por meio da morte (Wekstein, 1979), pedido de ajuda, escape, renascimento, abandono retaliativo ou gratificação de desejos hostis de outras pessoas com as quais está envolvido (os outros desejam sua morte) (Hendin, 1963). Ou ainda como busca de paz, do nirvana, reconquista e reabilitação de prestígio, honra e glória (Yampey, 1977) ou como retorno ao seio materno (Abadi, 1973). Observamos atos suicidas em crianças que se sentem uma carga para os pais. Seu desaparecimento seria como que uma forma de se transformarem em "bons" filhos.[3]

---

3 Outros autores que estudaram o suicídio, como Lacan, Kohut, Horney e Fromm, são revisados no texto de Mikhailova (2006).

Como vimos, os atos suicidas incluem tanto a procura da morte como um apelo por ajuda. Por vezes, a incerteza do desfecho torna o ato um "jogo", e o resultado depende não só das forças autopreservadoras e autodestrutivas, mas também de uma variedade de fatores desconhecidos, como potencialidade letal do método, possibilidade de intervenção, resistência física etc. Pode constituir-se em um ordálio cujo resultado final dependerá de Deus. Outras vezes, o intenso masoquismo faz com que o paciente não expresse seu sofrimento ou mesmo não tome conhecimento dele.

O estudo de fatores psicossociais nos mostra grande quantidade de associações estatísticas com o comportamento suicida, que ajudam o epidemiologista e o profissional que avalia o risco suicida (Cassorla, 1998a; Botega, 2015). No entanto, são de menor valia para o psicanalista, que se debruça sobre o indivíduo. As taxas de suicídio são associadas positivamente a sexo masculino, idade avançada, viuvez, divórcio, solteirice, ausência de filhos, alta densidade populacional, residência em grandes cidades, crises econômicas, uso de álcool e drogas, lar desfeito na infância e doença mental ou física. E negativamente a sexo feminino, baixa densidade populacional, ocupação rural, religiosidade, casamento, grande número de filhos etc. Para cada associação, podem identificar-se fatores envolvidos que, somados a fatores individuais, nos defrontam com a complexidade multifatorial envolvida.

11. Trabalhando com o paciente potencialmente suicida

A psicanálise ocorre entre duas pessoas, paciente e analista. Não existem duas pessoas ou duas análises iguais. Os aspectos levantados neste capítulo, caso sejam úteis, terão que ser aplicados e transformados por cada dupla.

A despeito de termos adiantado hipóteses sobre certas configurações mentais, deve ficar claro que cada paciente se apresentará com seus conflitos próprios e de uma maneira peculiar, sendo o risco ou ato suicida apenas mais um fato entre tantos outros.

Os pacientes suicidas, em alguma parte de sua mente, têm dificuldades de pensar. Seu sofrimento mental será proporcional a suas dificuldades de lidar com suas percepções e seus sentimentos. O analista busca dar significado àquilo a que o paciente não consegue. Gradativamente, o paciente pode apropriar-se dessa capacidade do analista.

Entrevistas iniciais

As entrevistas iniciais são utilizadas para que se vislumbrem características de fantasias, ansiedades e defesas predominantes, se avalie a capacidade de contato com o mundo interno e com a realidade externa e se verifique se o analista se sente capaz e disposto a investir seu trabalho com o paciente, em geral por longo tempo. Para tal, utiliza as informações verbais e, principalmente, a atmosfera da entrevista e o impacto emocional que a relação lhe provocou.

Esse impacto dependerá da qualidade das identificações projetivas emitidas pelo paciente, tanto com a finalidade de comunicar estados emocionais como para livrar-se deles. A função primordial do profissional será permitir que esses conteúdos o invadam, controladamente, sem se identificar patologicamente com eles. A autopercepção do que lhe está ocorrendo servirá de pista para identificar e tentar compreender o significado dessas projeções. Evidentemente, conflitos próprios do profissional podem também ser mobilizados, mas se espera que este os identifique e faça bom uso deles.

Quando se trata de pacientes suicidas ou com algum outro tipo de risco, existem várias possibilidades. Se o analista se sente suficientemente seguro de sua capacidade de lidar com as fantasias e o risco suicida, ele aceitará o paciente. No entanto, em casos graves, há que se levar em conta a necessidade de uma equipe multidisciplinar que cuide do paciente de forma não analítica.

Essa equipe poderá tomar atitudes para evitar o ato, incluindo a internação por períodos curtos ou longos. Geralmente, o psiquiatra da equipe se encarrega desses cuidados, e é ele também que costuma encaminhar o paciente e a família para tratamentos psicoterápicos ou psicanalíticos. Dessa forma, a equipe protegerá não somente o paciente, mas também o vínculo analítico.

Existem, porém, situações peculiares. Uma delas é quando o paciente com risco suicida ou recém-saído de uma tentativa de suicídio procura diretamente o analista e afirma que deseja psicanálise. Imediatamente nos alerta de que não quer ser encaminhado ao psiquiatra e não quer ser avaliado ou medicado por ele. O analista percebe que se encontra frente a alguém aterrorizado com a loucura que seria, em sua fantasia, identificada pelo psiquiatra. Ao mesmo tempo, a psicanálise e o analista são idealizados.

O analista terá que avaliar cuidadosamente o risco suicida e a necessidade de equipe auxiliar. Poderá recusar o atendimento ou fazer mais entrevistas, nas quais buscará identificar as fantasias subjacentes em relação à ajuda, a intencionalidade suicida e a possível potência do trabalho analítico, caso se opte por ele.

A recusa em atender o paciente ou mesmo o encaminhamento para outro membro da equipe pode ser sentida pelo paciente como desinteresse e/ou incapacidade do analista para lidar com os aspectos projetados (confusão, desamparo, terror, culpa). A possível idealização do analista desaba e o profissional se torna ameaçador. Portanto, o analista deve demonstrar claramente (e essa demonstração não é apenas verbal) que o encaminhamento visa ao melhor para o paciente e que ele, o analista, sabe de suas limitações. O paciente costuma sentir-se aliviado quando percebe que o profissional lida com a verdade.

Pode ocorrer de o paciente conseguir seduzir o analista a aceitá-lo sem retaguarda, estimulando seu sentimento de onipotência. Identificações projetivas imobilizam a capacidade de pensar do profissional. O paciente, ao tentar matar-se (ou conseguir), transmuta o objeto onipotente em impotente.

Em algumas ocasiões, o paciente se apresenta muito confuso e lhe pode ser extremamente difícil comunicar o que sente, marcar consulta com outro profissional etc. O analista deverá ajudá-lo nessas tarefas. Muitas vezes, devemos pedir auxílio à família ou a pessoas próximas.

Outras vezes, o analista se sente impelido a efetuar um conluio perverso com a família, aceitando o paciente sem retaguarda e estimulando a família a cuidá-lo, responsabilizando-a pelas condutas que deve tomar para evitar o ato suicida. A família não tem condições de evitar o ato, e comumente aceita a tarefa devido a seus sentimentos de culpa ou, inconscientemente, como uma maneira de permitir que o suicídio se consume. Por vezes, a própria família estimula o analista a agir dessa forma. Não podemos excluir a possibilidade de que o analista também esteja inconscientemente contribuindo para que o paciente se mate. Em última instância, o analista ataca a si mesmo. Dessa forma, o analista deve cuidar-se para não reagir maniacamente a sentimentos de impotência e perseguição, tanto os projetados pelo paciente como os decorrentes de aspectos próprios.

A estrutura psicótica mais ou menos manifesta e os prejuízos na capacidade de discriminação entre fantasia e realidade nos dão pistas sobre o grau de potencialidade suicida. Há que estar alerta, também, em relação a pacientes aparentemente integrados que escondem ideação paranoide. Esses pacientes retraem-se ou não informam corretamente. A atmosfera da entrevista faz o analista suspeitar dessa possibilidade.

Esse clima paranoide pode ser também encontrado em pacientes melancólicos. O risco suicida é maior naqueles desesperançados e com comportamento lentificado. A comunicação do desespero e da desesperança comumente não é verbal. O analista deve investigar as fantasias suicidas (ideias sobre a morte, método pensado, planejamento efetuado), levando em conta seus próprios sentimentos (Cassorla, 1990, 1998b; Cais, Mello & Barbosa, 2019).

O paciente *borderline* tem razoável contato com a realidade. No entanto, seu mundo interno funciona de forma caótica e surgem, ao mesmo tempo, fantasias e comportamentos contraditórios, impulsivos, indiscriminados, confusos. Suas fantasias e ideias suicidas podem ter também essas características, e, devido a sua impulsividade, o risco é permanente. Deve-se avaliar o grau de sentimento de vazio e depressão. Estudo minucioso de comportamentos autodestrutivos anteriores também traz elementos em relação ao risco suicida. O analista decidirá se o paciente é analisável por ele a partir da observação desses elementos e avaliando os derivados de sua contratransferência. Lembremos que um paciente pode não ser considerado analisável por um analista e o ser por outro, dependendo da experiência e das condições emocionais do profissional (Cassorla, 1989, 1998a, 2000; Litman, 1994).

É praticamente impossível trabalhar analiticamente com pacientes *borderline* graves sem uma equipe multidisciplinar participante que, entre outras funções, seja capaz de controlar as atuações do paciente.

Um problema sério surge quando o paciente tem condutas antissociais, é mentiroso ou não é confiável. Poucos analistas assumem esses pacientes, que raramente formam um vínculo analítico. O analista deverá estar muito disposto a enfrentar as frustrações do processo, que desafiarão os limites de sua capacidade.

Quando não existem psiquiatras ou equipes disponíveis, o trabalho do psicanalista se torna mais difícil e ele deverá estar mais disponível, tanto em termos de tempo como emocionalmente. O tratamento terá que ser adaptado à situação. Os conselhos freudianos continuam atuais: como no xadrez, conhecemos algumas aberturas, mas o desenrolar do jogo dependerá de inúmeras variáveis.

A avaliação do risco suicida é mais fácil em pacientes predominantemente neuróticos. Evidentemente, se identificarão eventuais defesas de caráter psicótico. Não há, além disso, que se menospre-zar o componente histriônico, que pode irritar e afastar o profissio-nal. Essa manifestação pode estar encobrindo aspectos primitivos. Nesses casos, deve-se optar por um processo psicanalítico estrito.

Botega (2015) discute, de forma detalhada, como identificar o risco suicida. Como fatores predisponentes, inclui: tentativa pré-via, transtorno psiquiátrico, suicídio na família, abuso físico ou se-xual na infância, impulsividade/agressividade, isolamento social, doenças incapacitantes e/ou incuráveis, desespero e inquietude, alta recente de internação psiquiátrica. E como fatores precipitan-tes: desilusão amorosa, separação conjugal, conflitos relacionais, derrocada financeira, perda de emprego, desonra e humilhação, embriaguez, acesso a meio letal. O mesmo autor detalha circuns-tâncias que sugerem alta intencionalidade suicida: comunicação prévia sobre intenção suicida, mensagem ou carta de adeus, pro-vidências finais relacionadas a sua vida, planejamento detalhado, precauções para que o ato não seja descoberto, ausência de pes-soas por perto que possam socorrer, não procurar ajuda logo após tentativa de suicídio, método violento ou uso de drogas perigosas, crença de que o ato seja irreversível e letal, afirmação clara de que quer morrer, desapontamento por ter sobrevivido.

Evidentemente, existem pacientes que não informam ou dissi-mulam seus sentimentos e intenções. Nestas e em todas as situa-ções, o profissional deve valorizar o que sente ou imagina durante as entrevistas, avaliando suas próprias fantasias, que, por sua vez, estimulam investigação acurada.

As contrarreações do profissional

A sensibilidade clínica do profissional indica acuidade para a captação minuciosa de estados emocionais. O terapeuta identifica-se com seu paciente, isto é, coloca-se em seu lugar e imagina o que ele está vivendo. O paciente, por sua vez, manifesta seus estados mentais, fruto de sua doença, também no intuito de fazer-se entender. Dessa forma, a mente do terapeuta se transforma no seu mais importante instrumento diagnóstico. Seu autoconhecimento, por outro lado, aguça sua sensibilidade ao mesmo tempo que evita que ele se misture patologicamente com seu paciente.

Os pacientes suicidas se sentem ameaçados por seus estados mentais, que envolvem sensações de desestruturação e de aniquilamento. Por mais preparado que seja o terapeuta, ele estará sujeito a ser engolfado pelo terror e pela violência do paciente. Sua capacidade de avaliar a realidade pode ser prejudicada. Por vezes, o profissional descarregará a violência introjetada em pessoas próximas (a equipe, sua família etc.). Ou, ainda, devolverá essa mesma violência ao paciente, que será retaliado. É importante lembrar que todos esses fatos não são conscientes, e o profissional negará seus sentimentos ou se justificará com racionalizações.

Por isso, pode ocorrer de o terapeuta tornar-se agressivo com seu difícil e rebelde paciente *borderline* ou com funcionamento psicótico, desistindo dele ou punindo-o. O profissional se deixa engolfar pelo violento ódio projetado, tornando-se odiento – ou uma vítima masoquista. Mesmo pacientes não tão perturbados podem provocar ódio, como ocorre em muitos tentadores de suicídio vistos como manipuladores. O profissional preparado sabe que essa "manipulação" envolve sempre dor mental e que o ato suicida é também um desastrado pedido de ajuda – que pode incluir uma necessidade inconsciente do paciente de ser maltratado.

O paciente depressivo grave ou melancólico, assoberbado por culpas e pela ameaça de desestruturação mental, está certo de que sua vida não vale a pena ser vivida. A intensidade desse afeto pode invadir patologicamente o profissional. O terapeuta se torna desesperançado, desistindo de seu paciente, identificado com a violência melancólica. Outras vezes, o profissional reage menosprezando o sofrimento do paciente e seu risco suicida. Trata-se de mecanismos maníacos (negação, triunfo e desprezo) como reação contra sentir-se tomado pelos elementos melancólicos e culpógenos do paciente. Dessa forma, sem perceber, o profissional acaba contribuindo para o suicídio, por omissão ou comissão.

A identificação patológica, que torna o analista obnubilado para a realidade ou estúpido (Cassorla, 2017a), poderá ser percebida e desfeita por meio de: 1. auto-observação constante de suas reações, afetos e pensamentos, avaliando sua adequação à realidade; 2. colocação de seus sentimentos e fantasias por escrito, o que permite tomar distância e observá-los melhor; 3. discussão de situações e casos com colegas, incluindo seus próprios sentimentos. A fala facilita a tomada de consciência, e o colega, não contaminado, ajuda a pensar. Em situações de pontos cegos repetitivos e/ou sofrimento intenso, necessita-se de ajuda profissional.

Desidentificado, o profissional poderá tornar útil sua experiência de ter vivenciado profundamente o sofrimento de seu paciente quando vivia engolfado por ele. Como vimos, o terapeuta deve utilizar sua capacidade clínica para deixar-se levar pelas identificações projetivas do paciente em forma controlada. Dessa forma, ele vive e sofre junto com ele, mas *ao mesmo tempo* observa o que está sentindo e pode utilizar essa observação para compreender a si mesmo, seu doente e o que ocorre entre ambos. Nesse modelo, o psicanalista *se torna* o paciente, mas sem perder sua identidade e sua capacidade profissional. Como vimos, nem sempre isso é possível *ao mesmo tempo*. Mas a avaliação do que ocorreu, ainda que num tempo posterior, não só recupera o funcionamento mental do profissional como o torna clinicamente mais potente que antes do engolfamento.

O processo terapêutico

A indicação de tratamento psicanalítico em pacientes graves, de difícil acesso, será influenciada pela experiência e pela disponibilidade do analista. O profissional intui que o envolvimento transferencial/contratransferencial será intenso e penoso. Outras técnicas, muitas derivadas da psicanálise, podem ser bastante úteis.

As controvérsias em relação aos tratamentos derivam de diferentes referenciais teóricos e técnicos experimentados com pacientes graves. Encontraremos autores que indicam o reasseguramento e o apoio; outros propõem técnicas analíticas modificadas, e existem aqueles que se prendem aos procedimentos-padrão. Alguns sugerem que não se interpretem os sentimentos hostis contra o terapeuta, outros se encarregam de modificar o ambiente, alguns propõem técnicas quase educativas.

Retornemos a Kernberg (1995), um analista estudioso de patologias graves que recomenda o que ele chama "psicoterapia expressiva", testada principalmente em pacientes *borderline*. Nela se valorizam a interpretação da realidade imediata e os objetivos finais do tratamento. Em seus trabalhos, mostra que o paciente pode ficar mais confuso se se efetuam interpretações transferenciais com reconstruções genéticas. Ainda que recomende a neutralidade, ela pode sofrer desvios frente a atuações, mediante o estabelecimento de limites e outras intervenções no campo social. Mas prefere que essas intervenções sejam efetuadas pela equipe. As constelações defensivas, entretanto, deveriam ser sempre interpretadas.

Penso que, com pacientes graves, podemos nos valer do conhecimento psicanalítico e da técnica conhecida, mas com um grau de liberdade e flexibilidade que decorre da confiança na psicanálise. Dessa forma, vai se constituindo um campo, em constante transformação, construído por ambos os membros da dupla (Cassorla, 2016b). Tudo o que ocorre no campo é observado minuciosamente e, quando possível, interpretado. Com pacientes graves, em que a capacidade de simbolização está prejudicada, o analista funciona como um intérprete que dá significado a essas áreas deficitárias. O enquadre analítico constitui um terceiro que, de certa forma, repara as deficiências de função paterna (Cassorla, 2017c; Collucci, 2019). Uma relação analítica bem constituída substitui, com vantagens, atitudes paternalistas que costumam ser iatrogênicas.

Em outras palavras, as vertentes da psicanálise contemporânea nos fazem valorizar a relação a dois, em que nada acontece com um dos membros da dupla analítica que não repercuta no outro. As intervenções no campo devem abrir novos caminhos, indicando ampliação da capacidade de sonhar (na vigília e à noite) e pensar.

Por vezes, o analista terá que reter os conteúdos que o paciente lhe comunicou ou lhe introduziu, sendo "metabolizados" e guardados por ele pelo tempo que for necessário. Isso pode durar desde segundos ou minutos até meses. O analista deverá ser suficientemente sensível para saber como deve comunicar o que percebe a cada paciente.

Quando interpretações geram confusão ou não ampliam o campo, investiga-se o que está ocorrendo. Por vezes, a confusão decorre da incapacidade de digerir uma intervenção adequada, mas não para aquele momento. A investigação continua. Quando o analista está confiante em sua capacidade analítica, ele não terá receio de utilizar sua criatividade para além de regras restritivas. Importante é que ele observe as consequências do que está ocorrendo, validando ou invalidando suas hipóteses interpretativas (Cassorla, 2017c).

Os aspectos descritos não diferem daqueles que fazem parte dos processos analíticos em geral. No entanto, no trabalho com pacientes potencialmente suicidas, ronda a ameaça de um ato autodestrutivo.

Geralmente, são os pacientes *borderline*, psicóticos e melancólicos os que põem à prova, em grau extremo, o profissional. Ataques violentos, atuações de vários tipos, ameaças e tentativas de suicídio testam permanentemente a capacidade analítica. Os melancólicos fazem isso com maior dissimulação, e por isso podem ser mais perigosos. Os *borderline* são impulsivos e surpreendem o profissional, que pode contra-atuar (como a paciente Jane, no Capítulo 7). É importante que o paciente perceba que o analista não está assustado com as fantasias, as ideias suicidas e a confusão colocados no campo analítico. Ou melhor, que tem condições de lidar com seu medo. Os pacientes percebem, de alguma forma, o estado mental do analista.

O melancólico pode fazer com que o analista se sinta incapaz, impotente, culpado e autocrítico, identificado com os objetos internos do paciente. As fantasias destrutivas e culpógenas se manifestam na relação analítica, sabotando-a. Há que se lembrar que o risco suicida aumenta quando ocorre uma melhora aparente dos sintomas. Por vezes, o paciente vem de uma alta hospitalar precoce, tendo convencido a equipe de que estava bem. O analista que tomou o caso poderá surpreender-se com o ato suicida. Não se trata propriamente de reações terapêuticas negativas, ataques invejosos ao trabalho analítico, mas da possibilidade de o paciente, antes predominantemente apático, ter forças para cometer o atc, por efeito dos tratamentos biológicos. Possivelmente, eles facilitam a ativação de defesas maníacas que acompanham o componente melancólico. Entretanto, não podemos descartar a possibilidade de que o ato também manifeste ataques ao processo analítico. Esses ataques costumam ocorrer quando o processo está avançando.

Os pacientes com graus severos de desestruturação psicótica desafiam o trabalho analítico. Esses pacientes vivem aterrorizados e mal conseguem expressar o que vivenciam. Sua comunicação se faz, predominantemente, por meio de identificações projetivas. Nem sempre componentes suicidas discrimináveis são passíveis de identificação: o ato suicida, às vezes, surpreende tanto o psicanalista quanto o psiquiatra assistente, e a compreensão do que ocorreu termina por ser retrospectiva. O desejável é que o analista capte, a partir da atmosfera da sessão, a possibilidade de fantasias autodestrutivas e possa trabalhá-las.

Sugiro que a continuidade da sensação, por parte do analista, de não compreensão, de que o paciente está "indo embora", em que predomina uma desesperança em relação a obter contato emocional, é bastante significativa de que algo muito grave está acontecendo, incluindo-se a possibilidade de um ato suicida. Como já assinalei, a tranquilidade angelical, mística, repentina, aparecendo logo após um período extremamente turbulento, indica que o ato está para ser consumado nas próximas horas.

O impasse necessário

Em algum momento, o analista pode imaginar que seu trabalho não evitará o ato suicida. O contato com o psiquiatra e com a família se torna indispensável. Outras condutas podem ser necessárias, como segurar um paciente que vai se jogar pela janela. Estamos frente a um impasse. Esse impasse não tem, necessariamente, relação com a habilidade e a experiência do analista.

Como vimos, muitos pacientes potencialmente suicidas, principalmente os melancólicos e *borderline*, projetam aspectos sádicos, confusos e culpógenos no analista. O ato suicida será a forma extrema de descarga. Mas é preciso lembrar que o ato pode representar a forma, desesperada, de comunicar ao analista suas necessidades.

Frente a uma descarga violenta ou sua possibilidade, o analista pode sentir-se confuso em relação ao que fazer. Seu receio é que sua capacidade de pensar esteja obnubilada. Ao formular essa hipótese, já está tentando pensar.

O próximo passo é utilizar sua experiência e sua sensibilidade para tomar a decisão de interromper o processo analítico porque intui que precisa fazer "outra coisa". A discussão da situação com um colega nem sempre é possível, pela premência do tempo. A evolução dos fatos mostrará se a solução foi acertada, mas comumente não temos elementos para saber o que teria ocorrido se a decisão do analista fosse outra.

A interrupção momentânea do processo analítico não impede que ele seja retomado, o que pode ocorrer em minutos ou após a intervenção do psiquiatra, uma internação etc. A compreensão e a interpretação cuidadosa dos fatos ocorridos antes e durante a interrupção aprofundam o processo analítico. O paciente demonstra gratidão por ter um analista que percebeu os perigos, tomou uma difícil decisão e evitou o ato ou a morte.

Quando o paciente é internado, o analista pode continuar o processo analítico, indo até o hospital, ou o paciente sendo trazido ao consultório por algum membro da equipe. Isso é altamente recomendável. O paciente sentirá que continua com um objeto firme e seguro, em qualquer circunstância.

Como vimos, as situações descritas são nomeadas "impasses necessários".

O impasse necessário será ilustrado com uma situação de supervisão. Uma jovem senhora perdeu o marido faz um ano, de forma trágica. Já estava em análise naquela ocasião, que procurara por sentir-se vazia, não encontrando objetivos em sua vida. Aparentemente, elaborou o luto pelo cônjuge de forma satisfatória. Algumas semanas atrás, passou a ficar desanimada, insone e com medo de enlouquecer. Tem sonhado com mortos que querem levá-la e ela não sabe se os segue ou foge. Nos últimos dias, tem ouvido ruídos pela casa e percebido que objetos estão fora do lugar. Atribui esses fatos, assustada, ao espírito do marido. Os sonhos terríficos se confundem com alucinações. Pensamentos sobre morte tomam sua mente, e ideias suicidas vêm se tornando atraentes.

A analista está preocupada. Quer encaminhá-la ao psiquiatra, mas se sente insegura. Tem receio de que a paciente reaja agressivamente. A analista percebe que está envolvida em um emaranhado emocional. Relata um trecho de sessão:

> *Paciente chega extremamente abatida. Deita-se no divã, cobre o rosto com a mão e fica em silêncio por uns cinco minutos.*
>
> *Analista (percebe-se pensando em morte enquanto observa o corpo emagrecido de P., o que lhe lembra um cadáver): P., em que você está pensando?*
>
> *P. continua em silêncio por mais alguns minutos.*

A. (após ter ficado angustiada com o silêncio de P., surpreende-se pensando na possibilidade de perder seu pai idoso): P., percebo que você está sofrendo muito, mas preciso que você me ajude para que eu possa ajudá-la.

P. (após alguns minutos de silêncio, murmura): Não vale a pena.

A.: O que não vale a pena?

P.: Nada. Não vale a pena. (Silêncio.)

A. (visualiza a paciente morta. Sente-se impotente, aterrorizada, avaliando as consequências de um eventual suicídio. Pergunta, esforçando-se para manter-se calma): Você está pensando em morte?

P.: Só em morte, só quero morrer. Nada vale a pena.

A. (neste momento, a analista alucina cheiro de formol, que associa a suas aulas de anatomia. Sente-se confusa, assustada com a possibilidade de cometer um erro. Arrisca): P., vamos parar um pouco a análise. Quero conversar com você de outra forma.

P. retira o braço de sobre o rosto e parece prestar atenção.

A.: Você está vivendo uma depressão muito grave. Você está doente. Olhe como você está! Você não come, não está dormindo? Você pode morrer ou acabar se matando.

P. inicia um choro triste e angustiado.

A. (emocionada): Mas, já lhe disse, existem outros meios de você ser ajudada. Você vai procurar o dr. X.

> *[psiquiatra] e vai fazer o que ele mandar, mesmo que você seja internada. Não acho que você possa decidir.*
>
> *P. (parece mais viva): Eu vou procurar o dr. X., mas não vou tomar medicação nem vou me internar.*
>
> *A.: Você vai fazer o que ele mandar. Já sabemos como é difícil você deixar que lhe cuidem, mas agora você não tem escolha. É viver ou morrer.*
>
> *P. (silêncio).*
>
> *A. (continua): Você quer que eu fale com ele?*
>
> *P.: Não. Não sei, não sei se eu vou.*
>
> *A. (sentindo-se mais confiante): Chame sua irmã [que está na sala de espera]. Vamos, todas juntas, marcar um horário com o dr. X.*

Depois que a paciente sai, a analista envia uma mensagem para o dr. X., apresentando-a.

O encontro de supervisão serviu para que a colega se acalmasse e compreendesse alguns aspectos pessoais envolvidos. No dia seguinte, a paciente liga para a analista e lhe diz que a consulta com o dr. X. foi ótima e que vai tentar tomar a medicação. Em seguida, pede desculpas à analista por "ter sido agressiva". E diz que sabe o quanto esta a tem ajudado e está muito grata. Todo este processo – sessão, supervisão, consulta com o psiquiatra e telefonema à analista – ocorreu em um período de 36 horas.

A paciente foi saindo da crise aguda, aos poucos, já retomando a relação mais viva com a profissional antes mesmo da medicação ter tido tempo de surtir efeito. O fato de a analista não "ter morrido", saindo de uma situação analítica "moribunda", possibilitou que aspectos de vida fossem mobilizados.

Outra situação, insólita, ocorreu com um paciente com duas tentativas graves de suicídio anteriores. Avisa seu analista que acaba de comprar uma arma. O analista está ciente de que o paciente está reagindo a suas férias. Uma discussão minuciosa das fantasias e ansiedades, que já vinha ocorrendo, permite que o paciente manifeste seu desejo de ficar internado até que o analista retorne. O psiquiatra da equipe concorda. Retomada a análise, aprofunda-se a compreensão do processo.

As condutas não analíticas necessárias com pacientes graves devem ficar a cargo, preferencialmente, de outros profissionais da equipe. Isso nem sempre é possível. Como vimos, no "impasse necessário" a análise deixa de existir por algum tempo (minutos, horas, dias) e será retomada adiante, quando será feita uma investigação cuidadosa das fantasias mobilizadas antes, durante e após o impasse.

O analista deverá, evidentemente, ficar alerta se o paciente continua com suas atuações, levando a novos impasses. Nessas situações, há que se revisar o trabalho analítico. Há que se questionar se a capacidade do analista continua vigorosa, se a análise está sendo útil. O analista, em situações excepcionais, após ter esgotado todos os seus recursos (análise pessoal, supervisões etc.), poderá chegar à conclusão de que aquele paciente não mais se beneficiará da análise com ele. O fato de o paciente não ter desistido antes poderá dar-lhe elementos valiosos sobre o uso, geralmente bastante escondido e sutil, que poderia estar sendo feito do processo, por exemplo, ganhos secundários, barreiras narcísicas irremovíveis, conluios sadomasoquistas, ataques invejosos violentos etc.

Quando o analista se permite aceitar a possibilidade de que ocorra um impasse, de que ele não é um deus, isso o torna mais seguro, tranquilo e corajoso para continuar com seu trabalho analítico até as últimas consequências. Por exemplo, a possibilidade de dar um "basta" a um conluio sadomasoquista (Cassorla, 2017c). Nesse momento, ele retoma sua potência analítica e se desemaranha por meio de novos focos e interpretações que ecoam na relação.

Evidentemente, poderíamos perguntar-nos se nas situações assinaladas estamos frente a um "impasse necessário" ou se não estaríamos frente a um analista limitado em sua capacidade de trabalho. Já vimos que é impossível ter a resposta correta. Nada impede que, por vezes, o impasse tenha sido criado justamente com a intenção de fazer o analista buscar mais recursos, dentro e fora de si.

As situações descritas aqui não serão consideradas "impasses" se elas forem vistas como fazendo parte natural de técnicas de psicoterapia analítica.

A família

O terapeuta, antes do ou durante o tratamento, poderá conversar com os familiares, obtendo informações, esclarecendo as condições do tratamento e as funções da equipe auxiliar. O fato de conhecer o terapeuta diminui as ansiedades familiares.

Já foi assinalado o perigo de o analista devolver para a família uma responsabilidade exagerada, como evitar o suicídio de um de seus membros. A equipe de saúde deve ajudar os familiares do paciente potencialmente suicida discutindo suas ansiedades e fantasias. Por vezes, alguns membros ou toda a família poderão beneficiar-se de tratamentos específicos.

Quando lidamos com jovens (por vezes com distúrbios de personalidade), devemos levar em conta a dependência emocional e legal dos pais. É importante tentar compreender, por intermédio do jovem, qual a função da demanda familiar e vice-versa.

Convidamos o jovem a participar das entrevistas familiares. Não é raro que, em algumas dessas entrevistas, o jovem prefira deixar os pais a sós com o terapeuta, como que intuindo sua necessidade de atenção. O terapeuta deve sentir-se livre para acionar os pais quando for preciso, mantendo o sigilo necessário. A possibilidade de os pais procurarem o analista e/ou a equipe auxiliar faz com que se sintam mais seguros.

O analista deve manter-se alerta para prováveis emaranhados consequentes a identificações projetivas cruzadas que envolvem o jovem, a família, a escola e a própria equipe de saúde (Cassorla, 1997c, 2017a).

Após o ato suicida

Quando ocorre um ato suicida, principalmente se exitoso, as outras pessoas vivenciam sofrimento intenso. Medo, raiva, desespero e sentimentos de culpa assolam os sobreviventes. Podem ativar-se ansiedades de aniquilamento.

A raiva e os sentimentos de culpa são mais intensos quando o ato suicida inclui forte componente agressivo-vingativo, consciente ou não. O sobrevivente se acusa de omissão ou de ter contribuído para o ato (Cassorla, 1989, 1998a). A elaboração dos lutos se torna prejudicada, resultando em funcionamento melancólico ou mesmo psicótico. Podem ocorrer atos autodestrutivos. O risco aumenta nos transtornos afetivos com forte componente genético.

Um paciente pode matar-se durante o tratamento, por melhor que ele seja. O analista, a equipe e a família sentir-se-ão violentamente tomados por pavor, desespero e culpa. Não raro a culpa é projetada dentro da equipe e da família, buscando-se identificar os supostos culpados. A família e a equipe podem desagregar-se.

Outras vezes, utilizam-se racionalizações ou mecanismos maníacos, que podem desabar a qualquer momento.

A importância do acompanhamento da crise no ambiente, após um suicídio, não se refere apenas à contenção da ansiedade no momento, mas serve como prevenção para que a introjeção de objetos mortos e suicidas se processe de uma forma menos destrutiva. Busca-se evitar processos melancólicos e futuros suicídios, às vezes por gerações.

Ainda que seja difícil, recomenda-se que a equipe se reúna com a família. Identificam-se fantasias e trabalham-se medos e culpas. Se possível, é útil participar das cerimônias fúnebres, de comum acordo com os familiares. Por mais sofridos que sejam esses fatos, podem ajudar na elaboração dos lutos. Caso o profissional não se sinta capaz de participar, deverá poupar-se.

Evidentemente, o terapeuta e a equipe deverão ser cuidados. Sempre que ocorre um suicídio, a equipe deve procurar discutir a situação com um membro externo ao grupo. O terapeuta deverá procurar supervisão e ajuda pessoal, mesmo que imagine que não necessita. A suposta não necessidade estará encobrindo algo com o qual não se quer entrar em contato.

Os aspectos preventivos em relação aos atos suicidas envolvem o direito a uma vida digna, incluindo o fácil acesso a programas de saúde mental. Aspectos específicos que envolvem educação (Giordano, 1998), grupos de ajuda (como o Centro de Valorização da Vida – CVV) e ações específicas frente ao risco suicida podem ser encontrados nos capítulos anteriores e em outros textos (Cassorla, 1998a, 2000, 2017d; Botega, 2015, Cais, Mello & Barbosa, 2019).

O profissional de saúde mental escolheu trabalhar em um ambiente emocionalmente insalubre, e essa escolha decorre de sua necessidade de conhecer o ser humano e dar sentido ao sofrimento emocional. Aquilo que era insalubre termina por ser fascinante, mais ainda quando o profissional aproveita seu trabalho para entrar em contato profundo consigo mesmo. Desejamos que esse contato resulte em sabedoria.

Referências

Abadi, M. (1973). El suicidio. Enfoque psicoanalítico. In M. Abadi, *La fascinacion de la muerte* (pp. 115-128). Buenos Aires: Paidós.

Aberastury, A., & Knobel, M. (1976). *La adolescencia normal*. Buenos Aires: Paidós.

American Psychiatric Association. (2013). *Diagnostic and Statistical Manual of Mental Disorders*. 5. ed. (DSM-V). Arlington, VA: American Psychiatric Association.

Bateman, A. W. (1998). Thick and thin-skinned organizations and enactment in borderline and narcissistic disorders. *International Journal of Psychoanalysis, 79*, 13-25.

Benigni, R. (Dir.). (1997). *A vida é bela* [Filme]. Itália: Melampo Cinematografica.

Bertolote, J. M., & Fleischman, A. (2004). Suicídio e doença mental: uma perspectiva global (pp. 35-44). In B. G. Werlang, & N. J. Botega (Org.), *Comportamento suicida*. Porto Alegre: Artmed.

178 REFERÊNCIAS

Bion, W. R. (1957). Diferenciação entre a personalidade psicótica e a personalidade não-psicótica. In W. R. Bion, *Estudos psicanalíticos revisados* (pp. 45-62). Rio de Janeiro: Imago.

Bion, W. R. (1958). Sobre arrogância. In W. R. Bion, *Estudos psicanalíticos revisados* (pp. 81-86). Rio de Janeiro: Imago.

Bion, W. R. (1959). Ataques ao elo de ligação. In W. R. Bion, *Estudos psicanalíticos revisados* (pp. 87-100). Rio de Janeiro: Imago.

Bion, W. R. (1967a). O aprender com a experiência. In W. R. Bion, *Elementos da psicanálise e o Aprender com a experiência* (pp. 7-117). Rio de Janeiro: Imago. (Trabalho originalmente publicado em 1962.)

Bion, W. R. (1967b). *Elementos da psicanálise*. Rio de Janeiro: Imago. (Trabalho originalmente publicado em 1963.)

Botega, N. J. (2015). *Crise suicida: avaliação e manejo*. Porto Alegre: Artmed.

Botega, N. J., Rapeli, C. B., & Freitas, G. V. S. (2004). Perspectiva psiquiátrica. In B. G. Werlang, & N. J. Botega (Org.), *Comportamento suicida* (pp. 107-119). Porto Alegre: Artmed.

Bouville, J. M., & Iucksch, M. (2017). *Baleia azul: o trágico convite aos adolescentes*. Curitiba: Juruá.

Bronstein, C. (2009). Trabalhando com adolescentes suicidas. *Revista de Psicanálise da SPPA, 16*(2), 279-297.

Cais, C. F. S., Mello, T. M. V. F., & Barbosa, M. K. (2019). Macro e micro-olhares na prevenção do suicídio: um aprendizado de mão dupla. *Revista Brasileira de Psicanálise, 53*, 193-206.

Campbell, D. (1999). The role of the father in a pre-suicide state. In J. F. Perelberg, *Psychoanalytic understanding of violence and suicide* (pp. 63-72). London: Routledge.

Cassorla, R. M. S. (1982). A importância da identificação das reações de aniversário. *Jornal Brasileiro de Psiquiatria, 31,* 301-306.

Cassorla, R. M. S. (1983). Psicoterapia de pacientes com risco suicida e aspectos peculiares com adolescentes. *Revista da Associação Brasileira de Psiquiatria, 5*(16), 52-56.

Cassorla, R. M. S. (1984a). A vida e a morte do poeta Álvares de Azevedo: uma hipótese psicanalítica. *II Encontro de Psicologia da Região de Campinas.*

Cassorla, R. M. S. (1984b). O narcisista, branca de neve e o poder em nossa sociedade. *Estudos de Psicologia, 1,* 93-100.

Cassorla, R. M. S. (1985). Depression and suicide in adolescence. In *The Health of Adolescents and Youths in the Americas* (pp. 156-169). Washington (DC): Pan American Health Association (Scientific Publication n. 489).

Cassorla, R. M. S. (1986). Reações de aniversário: aspectos clínicos e teóricos. *Jornal de Psicanálise, 38,* 25-39.

Cassorla, R. M. S. (1989). O impacto dos atos suicidas no médico e na equipe de saúde. *Jornal Brasileiro de Medicina, 56,* 84-97.

Cassorla, R. M. S. (1990). *Comunicação primitiva e contrarreações na situação analítica.* Sociedade Brasileira de Psicanálise de São Paulo. Também em *Arquivos de Psiquiatria e Psicoterapia Psicanalítica (Porto Alegre), 2,* 11-33, 1995.

Cassorla, R. M. S. (1992a). Reflexões sobre a psicanálise e a morte. In M. J. Kóvacs (Org.), *Morte e desenvolvimento humano* (pp. 90-110). São Paulo: Casa do Psicólogo.

Cassorla, R. M. S. (1992b). A identidade psicológica e a sociedade atual. Uma complicação? *Revista da ABP-APAL, 14*(2), 40-44.

180 REFERÊNCIAS

Cassorla, R. M. S. (1993). Complexo de Édipo, vista grossa, curiosidade e catástrofe psicológica. *Revista Brasileira de Psicanálise, 27*, 607-626.

Cassorla, R. M. S. (1994). Dificuldades no lidar com aspectos emocionais na prática médica: estudo com médicos no início de Grupos Balint. *Revista da ABP-APAL, 16*(1), 18-24.

Cassorla, R. M. S. (1995a). Apresentação. In M. A. C. Pereira (Org.), *Uma rebelião cultural silenciosa: investigação sobre os suicidas entre os Guarani de MS* (pp. 13-15). Brasília: Ministério da Justiça/Funai.

Cassorla, R. M. S. (1995b). Suicídio: aspectos bioéticos. In G. A. Caponi, M. T. Leopardi, & S. N. C. Caponi, *A saúde como desafio ético* (pp. 8-15). Florianópolis: UFSC/SEFES.

Cassorla, R. M. S. (1997a). Comportamento suicida na adolescência: aspectos psicossociais. In D. L. Levisky, *Adolescência e violência: consequências da realidade brasileira* (pp. 81-98). Porto Alegre: Artes Médicas.

Cassorla, R. M. S. (1997b). Considerações sobre o processo analítico com pacientes potencialmente suicidas. In N. Fichtner (Org.), *Transtornos mentais da infância e da adolescência: um enfoque desenvolvimental* (pp. 291-302). Porto Alegre: Artes Médicas.

Cassorla, R. M. S. (1997c). No emaranhado de identificações projetivas cruzadas com adolescentes e seus pais. *Revista Brasileira de Psicanálise, 31*(3), 639-676.

Cassorla, R. M. S. (Org.). (1998a). *Do suicídio: estudos brasileiros.* 2. ed. Campinas: Papirus.

Cassorla, R. M. S. (1998b). Psicanálise e surto psicótico: considerações sobre aspectos técnicos. *Revista Brasileira de Psicanálise, 32*(4), 721-746.

Cassorla, R. M. S. (Org.) (1998c). *Da morte: estudos brasileiros.* 2. ed. Campinas: Papirus.

Cassorla, R. M. S. (1998d). Suicídio, homicídio precipitado pela vítima e totalitarismo. In Associação Brasileira de Psiquiatria (Org.), *Cidadania e direito à saúde mental* (pp. 1-14). São Paulo: Próxis.

Cassorla, R. M. S. (1999). Introdução. In J. Toledo, *Dicionário de suicidas ilustres* (p. 9-18). Rio de Janeiro: Record.

Cassorla, R. M. S. (2000). Reflexões sobre teoria e técnica psicanalítica com pacientes potencialmente suicidas. *Alter: Jornal de Estudos Psicodinâmicos (Brasília), 19,* 169-186 (parte 1) e *19,* 367-386 (parte 2).

Cassorla, R. M. S. (2001). A morte e o morrer. In N. J. Botega (Org.), *Prática médica no hospital geral: interconsulta e emergência* (pp. 352-364). Porto Alegre: Artmed.

Cassorla, R. M. S. (2004). Suicídio e autodestruição humana. In B. G. Werlang, & N. J. Botega (Org.), *Comportamento suicida* (pp. 21-33). Porto Alegre: Artes Médicas.

Cassorla, R. M. S. (2005a). Barbárie, terrorismo e psicanálise. *Revista Brasileira de Psicanálise, 39,* 87-93.

Cassorla, R. M. S. (2005b). Jovens que tentam suicídio e narcisismo destrutivo: dois modelos compreensivos do fenômeno suicídio. *Medicina (Ribeirão Preto), 38,* 45-48.

Cassorla, R. M. S. (2006). Depressão e suicídio no estudante de medicina e no médico. In K. B. S. Guimarães (Org.), *Saúde mental do médico e do estudante de medicina* (pp. 171-188). São Paulo: Casa do Psicólogo.

Cassorla, R. M. S. (2007). A perda da inocência e a criação do pensamento: os mitos de Édipo e do fruto proibido. In R. Moraes

(Org.), *Perdas e ganhos: o crescimento existencial* (pp. 63-81). Campinas: Átomo.

Cassorla, R. M. S. (2008). The analyst's implicit alpha-function, trauma and enactment in the analysis of borderline patients. *International Journal of Psychoanalysis, 89*, 161-180.

Cassorla, R. M. S. (2009a). O analista, seu paciente adolescente e a psicanálise atual: sete reflexões. *Revista de Psicanálise da Sociedade Psicanalítica de Porto Alegre, 16*, 261-278.

Cassorla, R. M. S. (2009b). A negação e outras defesas frente à morte. In F. S. Santos (Org.). *Cuidados palitativos: discutindo a vida, a morte e o morrer* (pp. 59-76). São Paulo: Atheneu.

Cassorla, R. M. S. (2010). A leste do Éden: loucura, feitiço e suicídio. *Revista Brasileira de Psicanálise, 44*(2), 147-157.

Cassorla, R. M. S. (2012). What happens before and after acute *enactment*? An exercise in clinical validation and broadening of hypothesis. *International Journal of Psychoanalysis, 93*, 53-89.

Cassorla, R. M. S (2016a). Em busca da simbolização: o trabalho de sonho do analista. In H. B. Levine, G. S. Reed, & D. Scarfone (Org.), *Estados não representados e a construção de significado* (pp. 197-213). São Paulo: Blucher.

Cassorla, R. M. S. (2016b). Dreams and non-dreams: a study on the field of dreaming. In S. M. Katz, R. M. S. Cassorla, & G. Civitarese (Org.), *Advances in contemporary field theory* (pp. 91-112). New York: Routledge.

Cassorla, R. M. S. (2017a). Stupidity in the analytic field: vicissitudes of the detachment process in adolescence. *International Journal of Psychoanalysis, 98*, 371-391.

Cassorla, R. M. S. (2017b). Jóvenes con intento de suicidio. *Controversias en Psicoanálisis de Niños y Adolescentes, 21*, 21-27.

Cassorla, R. M. S. (2017c). *O psicanalista, o teatro dos sonhos e a clínica do enactment.* São Paulo: Blucher.

Cassorla, R. M. S. (2017d). *Suicídio: fatores inconscientes e aspectos socioculturais.* São Paulo: Blucher.

Cassorla, R. M. S. (2017e). Cuando adolescentes no pueden pensar; estudios sobre el campo analitico y la vulnerabilidad social. *Revista de Psicoanálisis (Buenos Aires), 2/3*, 37-48.

Cassorla, R. M. S. (2017f). O campo analítico como campo do sonhar. O "lá", o "aí", o "aqui" e o "acolá" como vértices de observação participante. *Jornal de Psicanálise, 50*(93), 53-65.

Cassorla, R. M. S. (2018). Breve ensaio sobre a mentira. *Revista Brasileira de Psicanálise, 52*, 81-96.

Cassorla, R. M. S. (2019a). Em busca do objeto idealizado. *Revista Brasileira de Psicanálise, 53*, 49-65.

Cassorla, R. M. S. (2019b). Fanaticism: reflections based on phenomena of the analytic field. *International Journal of Psychoanalysis, 100*, 1338-1357.

Cassorla, R. M. S., & Smeke, E. L. M. (1985). Autodestruição humana. *Cadernos de Saúde Pública, 10*(Supl. 1), 61-73.

Cataldo Neto, A., Antonello, I., & Lopes, M. H. I. (Org.) (2006). *O estudante de medicina e o paciente: uma aproximação à prática médica.* Porto Alegre: ediPUCRS.

Collucci, A. M. (2019). O ser na escuridão: um estudo sobre suicídio. *Revista Brasileira de Psicanálise, 53*, 133-142.

Dalgalarrondo, P. (2000). Comunicação pessoal.

184 REFERÊNCIAS

Dias, M. L. (1998). O suicida e suas mensagens de adeus. In R. M. S. Cassorla (Org.), *Do suicídio: estudos brasileiros* (pp. 89-106). 2. ed. Campinas: Papirus.

Durkheim, E. (1973). *O suicídio*. Lisboa: Presença. (Trabalho originalmente publicado em 1897.)

Fagnani Neto, R., Obara, C. S., Macedo, P. C. M., Citero, V. A., & Nogueira-Martins, L. A. (2004). Clinical and demographic profile of users of a mental health system for medical residents and other health professionals undergoing training at the Universidade Federal de São Paulo. *São Paulo Medical Journal, 122*(4), 152-157.

Farberow, N. L., & Shneidman, E. S. (eds.) (1985). *The cry for help*. New York: McGraw-Hill.

Figueiredo, L. C. (2003). *Elementos para a clínica psicanalítica contemporânea*. São Paulo: Escuta.

Flechner, S. (2019). Além dos limites da tentativa de suicídio na adolescência. *Revista Brasileira de Psicanálise, 53*, 83-101.

Fonagy, P., & Target, M. (1999). Towards understanding violence: the use of the body and the role of the father. In J. F. Perelberg, *Psychoanalytic understanding of violence and suicide* (pp. 45-61). London: Routledge.

Franco Filho, O. M. (2006). A experiência dos místicos e a do psicanalista sob o vértice de Bion. *Revista Brasileira de Psicanálise, 40*(3), 33-47.

Freud, S. (2010a). O tema da escolha do cofrinho. In S. Freud, *Obras completas* (Vol. 10, pp. 301-315). São Paulo: Companhia das Letras. (Trabalho originalmente publicado em 1913.)

Freud, S. (2010b). Luto e melancolia. In S. Freud, *Obras completas* (Vol. 12, pp. 17-194). São Paulo: Companhia das Letras. (Trabalho originalmente publicado em 1917.)

Freud, S. (2011a). Sobre a psicogênese de um caso de homossexualidade feminina. In S. Freud, *Obras completas* (Vol. 15, pp. 114-148). São Paulo: Companhia das Letras. (Trabalho originalmente publicado em 1920.)

Freud, S. (2011b). Além do princípio do prazer. In S. Freud, *Obras completas* (Vol. 14, pp. 161-239). São Paulo: Companhia das Letras. (Trabalho originalmente publicado em 1920.)

Freud, S. (2011c). O problema econômico do masoquismo. In S. Freud, *Obras completas* (Vol. 16, pp. 184-209). São Paulo: Companhia das Letras. (Trabalho originalmente publicado em 1924.)

Freud, S. (2014). O fetichismo. In S. Freud, *Obras completas* (Vol. 17, pp. 302-310). São Paulo: Companhia das Letras. (Trabalho originalmente publicado em 1927.)

Friedman, P. (Ed.) (1967). *On suicide: with particular reference to suicide among young students (Discussions of the Vienna Psychoanalytic Society, 1910)*. New York: International University Press. (Em português: *Revista Brasileira de Psicanálise, 53*(4), 26-282, 2019.)

Furst, S. S., & Ostow, M. (1965). The psychodynamics of suicide. *Bulletin of the New York Academy Medicine, 41*, 190-204.

Gabbard, G. O. (1998). *Psiquiatria psicodinâmica*. Porto Alegre: Artmed.

Garma, A. (1952). *Sadismo y masoquismo en la conducta humana*. Buenos Aires: Nova.

Gerchmann, A., & Antunes, C. A. (2019). O suicídio na era do espetáculo: a respeito do massacre nas escolas. *Revista Brasileira de Psicanálise, 53*, 103-116.

186 REFERÊNCIAS

Giordano, V. (1998). Subsídios para a profilaxia do suicídio através da educação. In R. M. S. Cassorla, *Do suicídio: estudos brasileiros* (pp. 167-188). Campinas: Papirus.

Goldblatt, M. (2020). The Oedipus complex, castration anxiety and suicidal states. *International Journal of Psychoanalysis Open*. Recuperado de https://www.pep-web.org/document.php?id=ijpopen.007.0021a.

Green, A. (1988). *Narcisismo de vida, narcisismo de morte*. São Paulo: Escuta.

Grotstein, J. S. (1994). A proposed revision of the psychoanalytic concept of primitive mental states, Part II. The Borderline Syndrome-Section 2: The phenomenology of the borderline syndrome. *Contemporary Psychoanalysis, 30*, 77-119.

Guillon, C., & LeBonniec, Y. (1982). *Suicide: mode d'emploi*. Paris: Alain Moreau.

Haim, A. (1969). *Les suicides d'adolescents*. Paris: Payot.

Hawton. K., Malmberg, A., & Simkin, A. (2004). Suicide in doctors. A psychological autopsy study. *Journal of Psychosomatic Research, 57*, 1-4.

Hem, E., GrŁnvold, N. T., Aasland, O. G., & Ekeberg, O. (2000). The prevalence of suicidal ideation and suicidal attempts among Norwegian physicians. Results from a cross-sectional survey of a nationwide sample. *European Psychiatry, 15*(3), 183-189.

Hendin, H. (1963). The psychodinamics of suicide. *The Journal of Nervous and Mental Disease, 136*, 236-244.

Kalina, E., & Tubert, S. (1969). Litman, Robert E., "Sigmund Freud on Suicide" ("Sigmund Freud: el suicidio"), en *Essays in Self--destruction*, Edwin S. Schneidman, editor, Science House, Inc.

Nueva York, 1967. Resenha. *Revista de Psicoanálisis, 26*(2), 516-520.

Kernberg, O. (1995). *Transtornos graves da personalidade*. Porto Alegre: Artes Médicas.

Klein, M. (1957). Inveja e gratidão. In M. Klein, *Inveja e gratidão e outros trabalhos* (Obras Completas de M. Klein, Vol. 3, pp. 205-267). Rio de Janeiro: Imago.

Klein, M. (1970). Uma contribuição à psicogênese dos estados maníaco-depressivos. In M. Klein, *Contribuições à psicanálise* (pp. 355-389). São Paulo: Mestre Jou. (Trabalho originalmente publicado em 1934.)

Knobel, M. (1998). Sobre a morte, o morrer e o suicídio. In R. M. S. Cassorla (Org.), *Do suicídio: estudos brasileiros* (pp. 27-40). 2. ed. Campinas: Papirus.

Kohut, H. (1977). *Análisis del self: el tratamento psicoanalítico de los transtornos narcisistas de la personalidad*. Buenos Aires: Amorrortu.

Laufer, M. (1968). The body image, the function of masturbation, and adolescence. *The Psychoanalytic Study of the Child, 23*, 114-137.

Lewkowicz, S. (2005). Abordagem psicodinâmica do paciente narcisista. In C. L. Eizirik, R. W. Aguiar, & S. Schestatsky, *Psicoterapia de orientação analítica: fundamentos teóricos e clínicos* (pp. 595-605). Porto Alegre: Artmed.

Litman, R. E. (1994). The dilemma of suicide in psychoanalytic practice. *Journal of the American Academy of Psychoanalysis, 22*(2), 273-281.

Magdaleno Jr., R. (2018). Melhor seria não haver nascido? *Revista Brasileira de Psicanálise, 52*, 21-31.

Meissner, W. W. (1977). Psychoanalytic notes on suicide. *International Journal of Psychoanalytic Psychoterapy, 6*, 415-447.

Meleiro, M. A. S. (1998). Suicídio entre médicos e estudantes de medicina. *Revista da Associação Médica Brasileira, 44*(2), 135-140.

Meltzer, D. (1971). *O processo psicanalítico.* Rio de Janeiro: Imago.

Meltzer, D. (1975). La dimensionalidad como un parámetro del funcionamiento mental: su relación con la organización narcisista. In D. Meltzer, *Exploracion del autismo* (pp. 197-209). Buenos Aires: Paidós.

Menninger, K. (1970). *Eros e Tânatos: o homem contra si mesmo.* São Paulo: Ibrasa. (Trabalho original publicado em 1938.)

Mikhailova, O. (2006). Suicide in psychoanalysis. *Psychoanalysis and Social Work, 12*, 19-45.

Millan, L. F., Rossi, E., & Marco, O. L. N. (1990). O suicídio entre estudantes de medicina. *Revista do Hospital das Clínicas da FMUSP, 45*(3), 145-149.

Millan, L. F., Rossi, E., Marco, O. L. N., & Arruda, P. C. V. (1999). *O universo psicológico do futuro médico.* São Paulo: Casa do Psicólogo.

Minois, G. (1995). *História do suicídio.* Lisboa: Teorema.

Miodownik, B. (2019). Suicídio: uma dificuldade na psicanálise. *Revista Brasileira de Psicanálise, 53*, 67-81.

Mioto, R. C. T. (1994). *Famílias de jovens que tentam suicídio.* Tese de doutoramento em Saúde Mental. Mimeografada. Campinas: Unicamp.

Nietzsche, F. (s.d.). *Ecce homo.* São Paulo: Ediouro. (Trabalho originalmente publicado em 1888.)

Nogueira-Martins, L. A. (2002). Saúde mental dos profissionais de saúde. In N. J. Botega (Org.), *Prática médica no hospital geral: interconsulta e emergência* (pp. 130-144). Porto Alegre: Artmed.

Nogueira-Martins, L. A., Fagnani Neto, R., Macedo, P. C. M., Citero, V. A., & Mari, J. J. (2004). The mental health of graduate students at the Federal University of São Paulo: a preliminary report. *Brazilian Journal of Medical and Biological Research, 37,* 1519-1524.

Ogden, T. (2014). "Luto e melancolia" de Freud e as origens as teoria das relações objetais. In T. Ogden, *Leituras criativas: ensaios sobre obras analíticas seminais* (pp. 33-60). São Paulo: Escuta.

Paim Filho, I. A. (2016). *Metapsicologia: um olhar à luz da pulsão de morte.* Porto Alegre: Movimento.

Palmer, D. M. (1941). Factors in suicide attempts: a review of 25 consecutive cases. *Journal of Nervous and Mental Diseases, 93,* 421-422.

Perelberg, R. J. (1999). Psychoanalytic understanding of violence and suicide: a review of the literature and some new formulations. In R. J. Perelberg, *Psychoanalytic understanding of violence and suicide* (pp. 15-43). London: Routledge.

Perlin, S. (Ed.). (1975). *A handbook for the study of suicide.* London: Oxford University Press.

Rascovsky, A. (1973). *O assassinato dos filhos (filicídio).* Rio de Janeiro: Documentário. (Trabalho originalmente publicado em 1970.)

Rey, H. (1994). *Universals of psychoanalysis in the treatment of psychotic and borderline states.* London: Free Association.

Rosenberg, B. (1995). *Masoquismo mortífero y masoquismo guardián de la vida.* Valencia: Promolibro.

Rosenfeld, H. (1968). Nota a respeito da psicopatologia dos estados confusionais nas esquizofrenias crônicas. In H. Rosenfeld, *Os estados psicóticos* (pp. 62-74). Rio de Janeiro: Zahar. (Trabalho originalmente publicado em 1950.)

Rosenfeld, H. (1988). *Impasse e interpretação*. Rio de Janeiro: Imago.

Rosenfeld, H. (1991). Uma abordagem clínica para a teoria psicanalítica das pulsões de vida e de morte: uma investigação dos aspectos agressivos do narcisismo. In E. B. Spillius (Ed.), *Melanie Klein hoje* (Vol. 1, pp. 243-259). Rio de Janeiro: Imago. (Trabalho originalmente publicado em 1971.)

Santos, J. F. S., & Migliavacca, E. M. (2019). Reflexões conceituais sobre a metapsicologia do suicídio no melancólico. *Revista Brasileira de Psicanálise, 53*, 117-132.

Schachter, J. (1999). The paradox of suicide: issues of identity and separateness. In J. F. Perelberg, *Psychoanalytic understanding of violence and suicide* (pp. 123-132). London: Routledge.

Schestatsky, S. (2005). Abordagem psicodinâmica do paciente borderline. In C. L. Eizirik, R. W. Aguiar, & S. Schestatsky, *Psicoterapia de orientação analítica: fundamentos teóricos e clínicos* (pp. 628-645). Porto Alegre: Artmed.

Shengold, L. (1999). Foreword. In L. Shengold, *Psychoanalytic understanding of violence and suicide* (pp. 15-41). London: Routledge.

Steiner, J. (1997). *Refúgios psíquicos: organizações patológicas em pacientes psicóticos, neuróticos e fronteiriços*. Rio de Janeiro: Imago. (Trabalho originalmente publicado em 1993.)

Stengel, E. (1970). *Suicide and attempted suicide*. London: Penguin.

Tabachnik, N. (1972). Theories of self-destruction. *American Journal of Psychoanalysis, 32*, 53-61.

Torre, D. M., Wang, N. Y., Meoni, L. A., Young, J. H., Klag, M. J., & Ford, D. E. (2005). Suicide compared to other causes of mortality in physicians. *Suicide and Life-Threatening Behavior, 35*(2), 146-153.

Tustin, F. (1984). *Estados autísticos em crianças*. Rio de Janeiro: Imago.

Tyssen, R., & Vaglum, P. (2002). Mental health problems among young doctors: an updated review of prospective studies. *Harvard Review of Psychiatry, 10*(3),154-165.

Vannucchi, A. M. S. (2019). Suicídio na adolescência: tentando pensar o impensável. *Revista Brasileira de Psicanálise, 53*, 143-157.

Wekstein, L. (1979). *Handbook of Suicidology*. New York: Brunner--Wazel.

Winnicott, D. W. (1975). *O brincar e a realidade*. Rio de Janeiro: Imago.

Winnicott, D. W. (1983). *O ambiente o os processos de maturação*. Porto Alegre: Artmed.

Winnicott, D. W. (1991). El miedo al derrumbe. In D. W. Winnicott, *Exploraciones psicoanalíticas I* (pp. 111-121). Buenos Aires: Paidós. (Original em inglês: Winnicott, D. W. (1974). Fear of breakdown. *International Review of Psycho-Analysis, 1*, 103-110.) (Trabalho originalmente publicado em 1963.)

World Population Review. (2020). *Suicide Rate by Country 2020*. Recuperado de https://worldpopulationreview.com/country-rankings/suicide-rate-by-country.

Yampey, N. (1977). Caracteristicas de las personalidades suicidas. *Acta Psiquiátrica y Psicológica de America Latina, 23*, 267-273.

Zilboorg, G. (1936). Suicide among civilized and primitive races. *American Journal of Psychiatry, 92*, 1347-1369.

GRÁFICA PAYM
Tel. [11] 4392-3344
paym@graficapaym.com.br